삶의 질을 높이는
움직임 습관

엄마들의
몸 공부

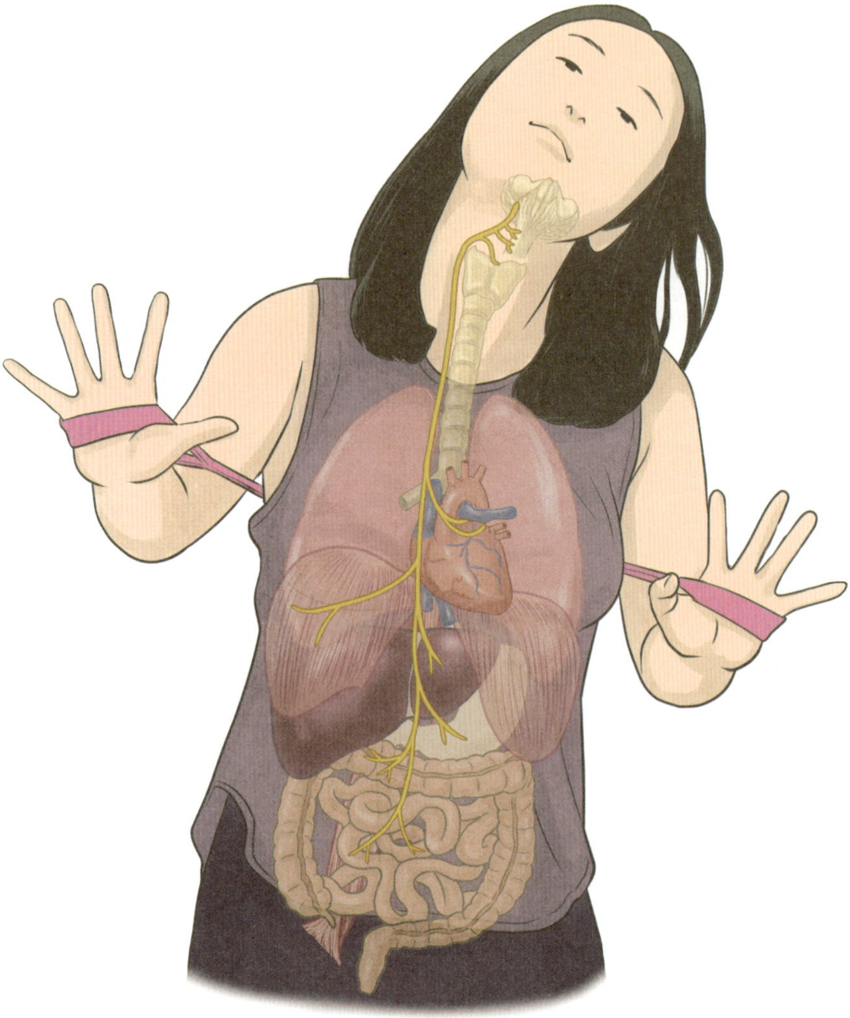

호흡에 집중하며 견갑대의 전관절범위 운동과 함께하는 목 스트레칭은 미주신경활성화에도 효과적이다.

삶의 질을 높이는
움직임 습관

엄마들의 (몸) 공부

임상원 지음

아침사과

프롤로그

엄마들의 몸 공부가 필요한 이유

참 이상한 일이었다. 그토록 기다리던 임신을 하고 설레는 마음으로 출산일을 기다리는데, 문득 문득 잊고 있던 기억이 떠올랐다. 운전을 하다가 설거지를 하다가 갑자기 과거의 어떤 장면들이 툭, 떠오르는 것이었다. 행복한 기억도 더러 있었지만 후회되는 기억들이 훨씬 더 많았다.

'내가 그때 왜 그랬지?'

자신에게 물었더니 깜짝 놀랄 만큼 바로 대답이 나왔다.

'내가 잘못했던 거구나!'

아기를 낳은 후에도 이런 일은 지속되었다. 아기가 아프거나 다른 친구와 문제가 생길 때마다 과거의 내가 저지른 잘못이 부메랑이 되어 현재의 나에게 돌아오는 것 같았다. 멍하니 창밖을 보다가 눈물이 주르르 흐르거나 마음이 찢어지게 아픈 날도 있었다. 다른 사람들의 이야기에 격하게 공감이 되는 것은 물론, 강의를 하다가 눈물을 쏟기도 했다. 내 주변의 공간은 그대로인데 마치 낯선 곳에 홀로 뚝 떨어진 듯 생경한 느낌이 들었다. 보고 듣고 만지는 것은 그대로지만 내가 느끼는 느낌은 전혀 다른 것이었다.

'내가 왜 이러지?'

이런 나 자신이 너무 낯설었다. 이렇게 2년을 보냈다. 지금도 그때를 떠올리면 여전히 생소한 느낌이 남아 있다. 뒤늦게 알게 된 사실이었지만 이런 느낌은 나 혼자만 경험한 '이상한 일'이 아니었다. 수많은 여성들이 임신과 출산이라는 과정을 통과하며 겪는 일이었다. 과학자로서 호기심을 느낀 나는 자료를 조사하기 시작했다. 공부를 시작하고 얼마 되지 않아 '임신기간에 여성의 뇌는 좀 더 감정을 느끼는 뇌로 변화하기 때문'이라는 연구 결과를 찾았다.

2017년, 임신이 여성의 뇌 구조를 어떻게 바꾸는지 자세히 연구한 논문이 《네이처 신경과학 Nature Neurocscience》에 실렸다. 임신한 여성들의 뇌를 MRI로 촬영해 임신 경험이 없는 여성들의 뇌와 비교했더니 특정부위의 회백질이 분명하게 줄어든 것이 관찰되었다. 이 부분의 회백질(신경세포가 촘촘히 모여 있는 부분으로 뇌의 바깥 부분. 전기신호를 전달하는 신경 부위에 비해 회색빛을 띠어 회백질이라고 부른다_저자 주)은 뇌에서 사회인지, 타인에 대한 공감과 밀접한 연관이 있는 부분이다.

사실 임신으로 인해 뇌의 회백질이 줄어든다는 것은 새로운 사실이 아니다. '임신한 여성의 뇌는 기능이 떨어진다'는 믿음이 널리 퍼져 있기도 하다. 무엇보다 임신한 여성들 스스로가 기억력과 판단력이 현저히 떨어졌다는 생각을 갖게 된다.

그러나 이 연구의 결론은 임신이 뇌에 부정적인 영향을 미친다는 것을 증명하기 위한 것이 아니다. 오히려 아기를 지키고 보호하기 위해 뇌 구조가 바뀐다는 이야기에 가깝다. 회백질이 줄어드는 과정은 뇌의 퇴화가 아니라 시냅스를 정리해서 기능을 효율적으로 만드는 뇌 가소성(brain plasticity. 뇌세포가 학습 등 다양한 환경 속에서 퇴화와 성장을 계속함으로써 유동적으로 변하는 것_저자 주)의 과정이다. 즉, 임신과 육아를 경험하는 여성의 뇌가 아기를 더 잘 키우기 위한 뇌구조로 효율적으로 변하는 것이다.

이런 사실을 뒷받침하는 뇌 연구물들은 헤아릴 수 없이 많다. 자녀가 없거나 아이 한 명을 낳은 여성들보다 아이들을 더 많이 낳은 여성들의 뇌가 노년기에 더 기능적이고 효율적이라는 결과를 보고하는 연구도 있고, 출산이 장수에 영향을 미친다는 연구 결과도 있다(여성과 뇌, 호르몬에 대해 궁금한 분은 사라 메케이의 저서 《여자, 뇌, 호르몬》을 읽어보면 도움이 될 것이다_저자 주).

그렇다면, 우리는 왜 임신과 동시에 뇌에 안개가 낀 것 같은 기분을 느끼는 것일까? 출산 이후에는 왜 쉽게 우울증을 겪고 피로감에 시달리는 것일까? 심지어 '임산부 치매'라는 용어를 떠올릴 만큼 떨어진 기억력에 괴로워하고 심할 경우 사회생활을 포기하고 싶은 마음마저 드는 것일까? 도대체 왜 그런 걸까?

그러나 이것은 전혀 이상한 일이 아니다. 조금만 생각해봐도 과학적으로 이해할 수 있는 사실이다. 임신 중엔 다양한 임신 호르몬들이 증가하는데 특히 에스트로겐은 1,000배나 증가하고 감소하는 등 극도의 변화를 보인다. 감정의 폭풍우가 하루에도 수십 번 수백 번씩 휘몰아친다. 입덧, 수면부족, 몸무게 증가 등으로 여성의 몸은 상상하기 힘들 만큼 커다란 변화를 맞게 되는 것이다.

아이를 낳으면 모든 문제가 끝나는가? 천만의 말씀. 더 극한의 상황이 기다리고 있다. 육아를 하는 동안 잠다운 잠을 잘 수 없는 것은 물론 생리적 현상을 해결하기도 어렵다. 화장실 문을 열어두고 아기와 눈을 맞추며 용변을 보는 일도 허다하다. 해도 해도 끝나지 않은 일들이 산더미처럼 쌓여 있다. 달래도 울음을 그치지 않는 아기를 업고 기진맥진했던 어느 날, 바닥에 주저앉아 대성통곡한 경험이 나 혼자만의 일은 아닐 것이다.

출산과 육아는 강도 높은 신체적 피로감은 물론 심리적 소진도 포함한다. 익숙하지 않은 육아를 익숙하게 해내야 한다는 부담감이 머리부터 발끝까지 짓누른다. 엄마 역할을 처음 해보는 사람들에게 전문가 수준의 양육을 기대하는 것이다. 타인의 기대는 그나마 이겨낼 수 있다. 아기에게 절대적인 존재여야 하고 언제나 아기 옆에 있어야 한다는 강박감과 압박감에 비하면 말이다. 자신에게 스스로 요구하는 수준은 가히 상상을 뛰어넘는다.

"선생님, 이렇게 밖에 나온 것만으로도 숨이 쉬어져요."

불편감과 우울감, 통증을 느끼는 엄마들을 만나 운동을 지도할 때 자주 듣던 말이다. 그들은 자신의 몸의 소리에 귀를 기울일 때마다 한결같이 감동하며 울먹였다.

"엄마니까 그냥 참아야 한다고 생각했어요. 꼭 그러지 않아도 됐는데……. 그렇게 살아온 제 자신이 불쌍해요."

엄마가 된다는 것은 한 사람의 인생에서 위대한 사랑이 시작되는 것을 의미한다. 또 한편으로는 지금까지의 삶을 재편성하고 재조정한다는 것을 뜻한다. 그런 의미에서 출산은 자신의 분신을 세상에 탄생시킨 것뿐만 아니라 엄마라는 인격체를 새롭게 탄생시키는 일이기도 하다. 고차원적인 소통과 공감을 가능하게 하는 성숙한 뇌를 지닌 인격체로 성장하는 과도기인 것이다.

임신을 한 여성의 뇌는 '내가 아닌 나', 즉 '아기'와 쉽게 교감하기 위한 변화의 여정을 시작한다. 호르몬의 변화로 무너져버린 몸과의 대화를 새롭게 시도하며 이 시기를 슬기롭게 통과해야 한다. 아기와 함께 좋은 생활습관을 만들면 예전보다 한층 더 성숙한 뇌로 업그레이드 시킬 수 있다. 사춘기보다 더 극심하게 뇌의 가소성을 겪는 이 시기에 좀 더 관심을 기울여야 하는 이유다.

아기와 자신을 위해 인생에서 이 시간을 포기하지 말자. 막연한 두려움에 휩싸이기보다 하나 둘 배우며 알아차림을 늘려나가면 된다. 무엇보다 자신을 위한 시간을 꼭 마련할 것을 권한다. 몰입감을 느끼고 내가 좋아하는 일을 하자.

딸을 낳기 전 나는 나밖에 모르는 사람이었다. 아이를 낳고 기르는 일이 타인과 공감하고 소통하는 능력을 향상시킨다는 증거를 찾는다면 내가 바로 산 증인이다. 내가 이렇게 될 수 있었던 가장 큰 이유는 임신, 출산, 육아를 삶의 커다란 전환기로 여기고 몸과 마음의 소통에 주의를 기울였기 때문이다. 특히 몸의 소리에 귀를 기울이며 질이 좋은 움직임에 집중하게 된 덕분이다. 몸에 주의를 기울이며 좋은 감각자극을 주려고 노력했더니 통증, 불편감, 우울감이 낮아지는 것은 물론 삶을 바라보는 시선까지 바뀌었다.

감각자극은 뇌로 입력되고 감정, 생각, 움직임으로 출력된다. 딸을 키우면서 아이의 뇌 기능이 성숙되어 가는 과정을 지켜보는 동안 좋은 감각자극을 주기 위해 영아발달을 더 깊이 있게 공부하고 적용해보았다. 우선 많이 기게 할 것! 거기에서 성인기의 통증과 불편감을 조절하는 운동법을 개발할 수 있는 영감을 얻었다. '웰빙밴드'라는 둘째 딸을 낳게 된 셈이다. 지금도 꾸준히 운동법을 개발하고 다듬어나가고 있다. 이 또한 아이를 낳고 기르면서 나의 뇌가 진화된 덕분이 아닐까?

이 책은 내 삶의 경험이 축적된 보고이자 객관적이고 과학적인 이론을 바탕으로 집필했다. 1부는 몸으로부터의 감각이 어떻게 뇌로 전달되어 처리되고 반응하는지, 몸과 마음의 소통에 대해 이야기했다. 2부는 몸과 마음(뇌)이 소통하는 법을 배우기 위해 기본적인 골격과 근막에 대한 이해를 돕는 내용이다. 우리 몸은 유기적으로 연결되어 있다. 몸과 뇌의 소통에 따라 우리 삶의 질도 변한다. 책 후반에 나오는 운동법을 깊이 있게 이해하기 위해서라도 1~2부는 반복해서 공부하기 바란다. 뇌 신경과학의 측면에서 본다면, 결코 반복은 같을 수가 없기에, 어느덧 이 내용을 알아차리게 되고 삶에 녹여내고 싶다는 마음이 들게 될 것이라고 믿는다.

3부는 횡격막 호흡에 대한 이야기다. 모든 움직임의 기본은 제대로 된 호흡에서 시작된다. 들이마시는 숨에 근막의 텐션감, 내쉬는 숨에 근막의 이완을 느껴보자. 몸 전체의 근막슬라이딩(근육을 싸고있는 근막들간의 미끄러짐. 몸의 안정화를 위해 몸 깊은 곳의 근육부터 순서적으로 수축된다면 이러한 근막의 미끄러짐이 잘 이루어진다. 내장기근육을 싸고 있는 근막 또한 근막슬라이딩이 잘 일어날 때 이곳에 분포한 미주신경을 통해 뇌와의 소통도 더욱 원활해질 것이다_저자 주)을 통해 웰빙감, 이너피스를 경험해보자. 4부는 림프순환, 근막순환을 돕기위한 운동법에 대한 이야기를 담았다. 동작을 떠올릴 수 있도록 그림과 함께 설명했다. 특히 감각인지를 돕기 위해 활용하는 웰빙밴드이기에 몸의 어떤 부위를 느끼게끔 주의해야하는지 집중할 수 있도록 그림에 정성을 들였다. 하지만, 소개해드린 운동법들이 운동매트를 깔고, 웰빙밴드가 있어야만 할 수 있는 운동만은 아니다. 그저 엎드려서 걸레질을 하면서도, 싱크대 앞에서도 즐길 수 있는 운동법들이다. 손바닥을 바닥에 닿아두고 내 몸의 감각을 느끼면서 움직임을 즐겨본다.

5부는 이러한 움직임을 즐기고 몸의 통증 및 우울감을 극복하신 분들의 실제 사례를 담았다. 지금도 기적과 같은 일들이 일어나고 있다. 그것은 자신과의 소통, 공감해주는 타인과의 지지와 연대를 통한 자기회복력의 결과라고 믿는다.

출산과 육아는 여성을 가두는 감옥이 아니다. 자존감과 행복감을 높이는 삶의 여정 중의 하나다. 이 책은 그 멋진 길을 함께 나누고자 하는 마음으로 썼다. 부디 자기 내면의 힘을 발견하고 인생의 아름다움을 누릴 수 있는 시간을 포기하지 않기를 바란다. 인생의 시련은 모두 지나간다. 경험을 통한 감정만 남을 뿐이다. 어떻게 살 것인가? 거창한 철학적 물음 속에 갇혀 생각만으로 몸을 혹사하지 말자. 몸과의 대화를 통해 우리는 느낄 수 있다, 나의 내면의 힘을.

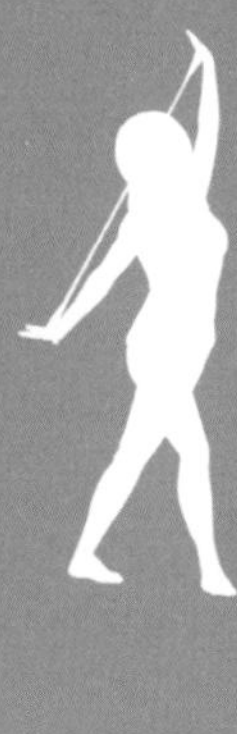

CONTENTS

PART 3

내 몸을 살리는 횡격막 호흡

PART 4

삶의 질을 높이는 림프순환운동법

PART 5

내 몸의 안부를 물어주자

PART 1

몸이 막히면 삶이 막힌다

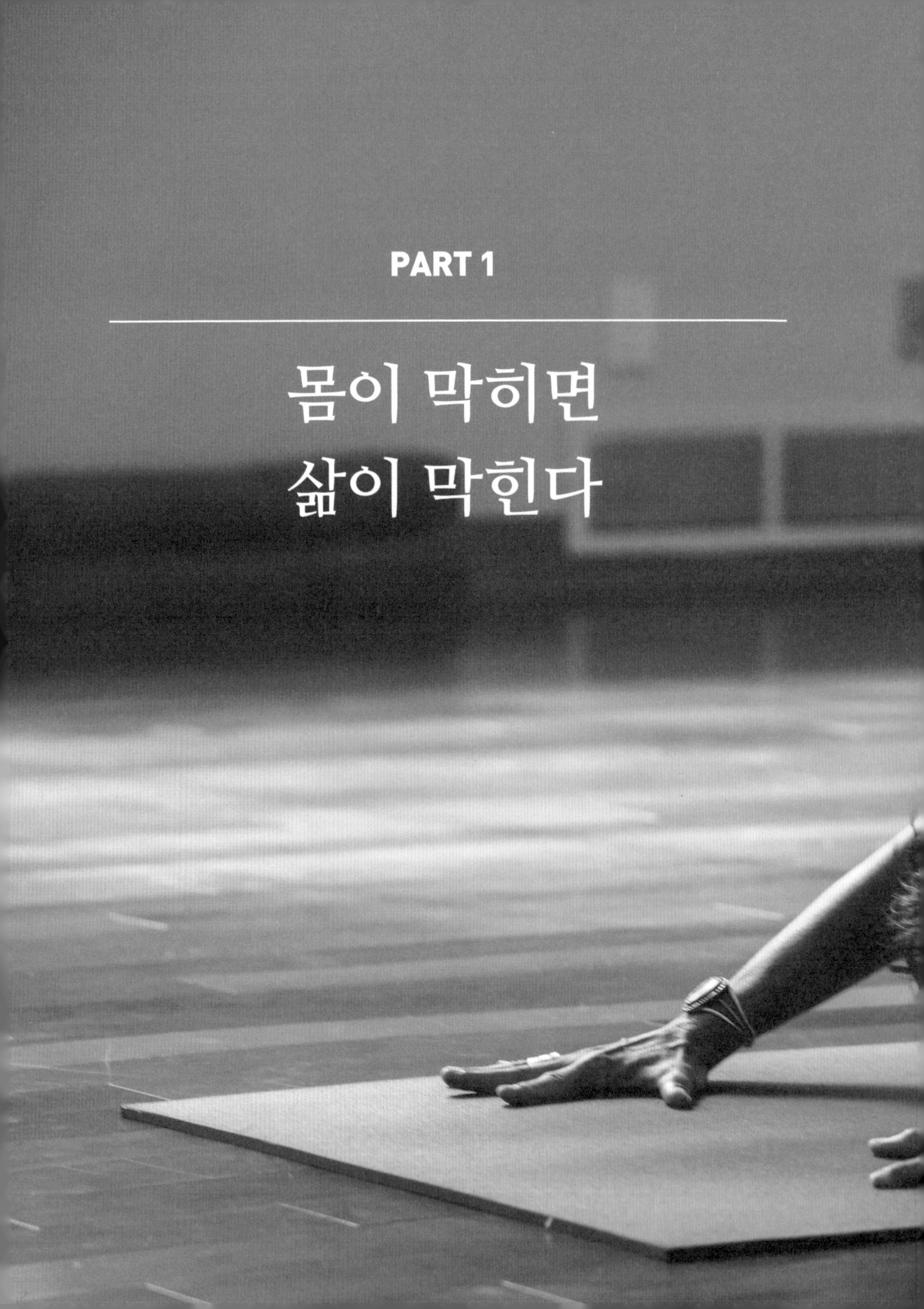

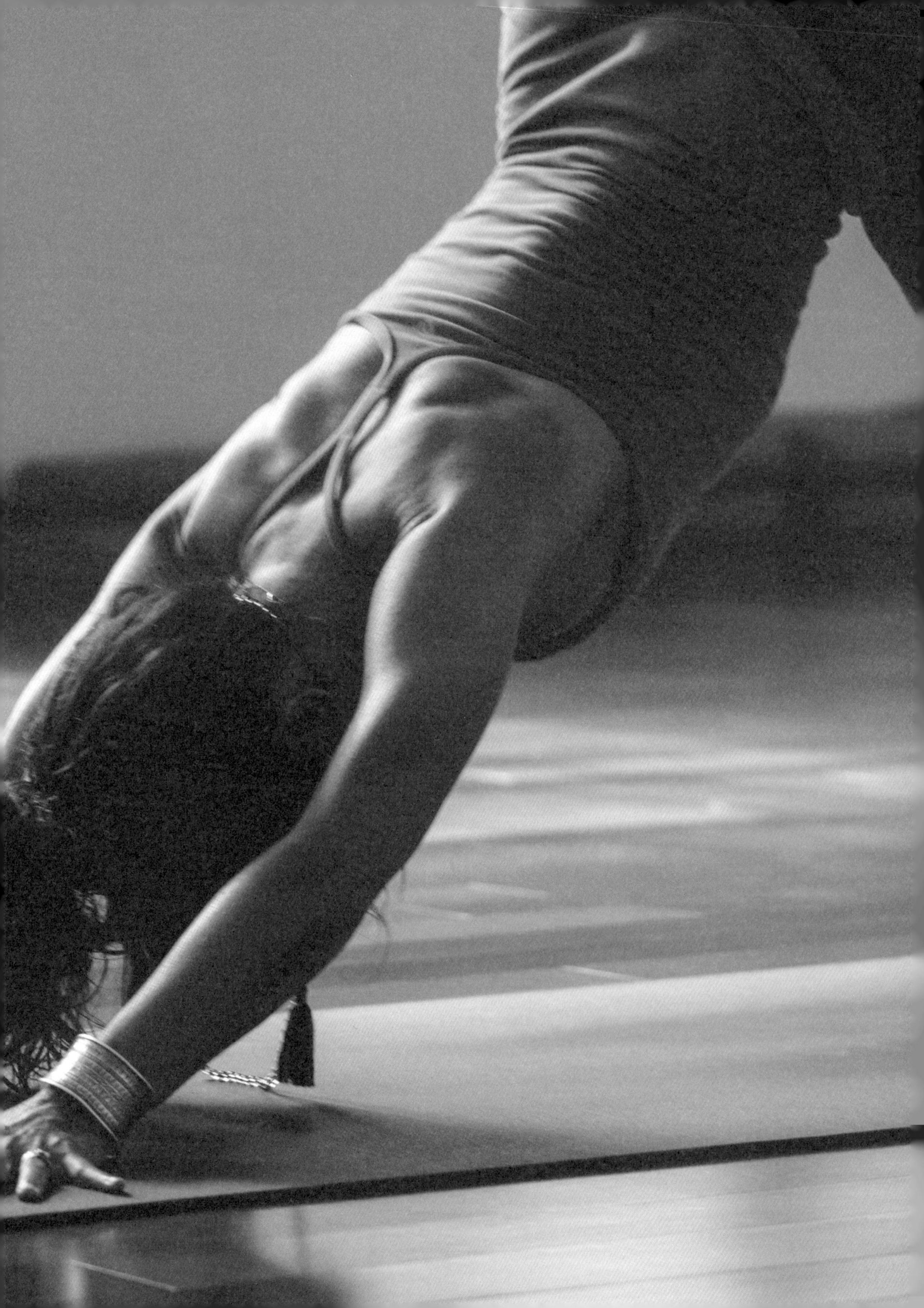

몸과 뇌의 소통이 삶의 질을 결정한다

방광이 늘어나거나 당겨지는 듯한 느낌을 가져본 적이 있는가? 방광이 저 혼자 스트레칭이라도 한다는 건가? 초반부터 이상한 말을 한다고 단정 짓기 전에 다시 한 번 생각해보자. 우리가 하루에도 몇 번씩 느끼는 현상이기 때문이다.

화장실에 가고 싶어지는 건 방광이 이런 신호를 보내서이다. 그런데 하루 종일 신호를 무시하고 참았다면 어떻게 될까? 아마도 방광이 터질 것 같은 통증을 느낄 것이다. 사실, 통증을 느끼지 못하는 질환에 시달리는 환자는 정상적인 배변활동을 하기 어렵다.

여기엔 두 가지 느낌이 있다. 방광이 터질 것 같은 느낌과 통증이다. 그렇다면 우리 뇌는 이 두 가지 느낌을 구별해낼까? 물론이다. 우리 뇌는 너무나 총명해서 몸이 느낀 감각을 정확하게 판단한다. 방광에서 보내는 신호를 잘 알아차려 과거의 경험에 비춰 싸우거나 도망갈지(이 경우엔 병원으로 달려가는 선택을 해야한다.), 화장실에 가서 골반저근육을 이완시키고, 방광근육을 수축시켜 소변을 몸 밖으로 배출할지 선택하는 것이다.

전자는 교감신경계(싸우거나 도망가기에 적합한 몸 상태로 만드는 자율신경계_저자 주)를 활성화시키고 후자는 부교감신경계(이완하고 회복하기에 적합한 몸 상태로 만드는 자율신경계_저자 주)를 활성화시킴으로써 가능하다. 어떻게 이런 일이 생기는 걸까?

방광근육이 늘어나는 것을 통증이 아니라 소변이 마려운 신호로 인지하도록 도와 전두엽에서 통합하여 판단과 결정을 내리도록 돕는 뇌의 부위가 있다. '감정의 뇌'라고 불리는 변연계의 주변에 위치한 섬엽(insular cortex)이다. 바로 이 섬엽 덕분에 우리는 몸의 신체내부수용감각-방광에 가해지는 자극에 의한 늘어남-을 제대로 느끼고, 이런 감각을 바탕으로 자신의 감정을 느끼고 반응할 수 있는 것이다. 즉, 섬엽은 우리가 느끼는 것을 어떻게 느껴야 하는지를 알려주는 역할을 하는 곳인 셈이다(그림 1-1).

섬엽은 근막슬라이딩 존에 분포한 신체내부수용기로부터 감각자극을 받아들인다. 골격근(수의근으로 체성신경계에 의해 조절됨)이나 내장근(불수의근으로 자율신경계에 의해 조절됨)의 근육이 수축하고 이완할 때 이 근육들을 감싸고 있는 근막들이 서로 미끄러지는 영역을 근막슬라이딩 존이라고 한다. 이곳에 몸의 위치정보를 알려주는 고유수용감각(proprioception)과 몸의 상태정보를 알려주는 신체내부수용감각(interoception)을 느끼는 감각수용체가 많이 분포되어 있는데, 이런 시스템 덕분에 신체감각을 구별할 수 있는 것이다. 이런 의미에서 섬엽이야말로 몸과 마음을 연결시키는 뇌라고 할 수 있다. 즉, 주의를 기울여 몸의 감각을 느낀다는 것은 섬엽을 활성화시키는 훈련인 것이다.

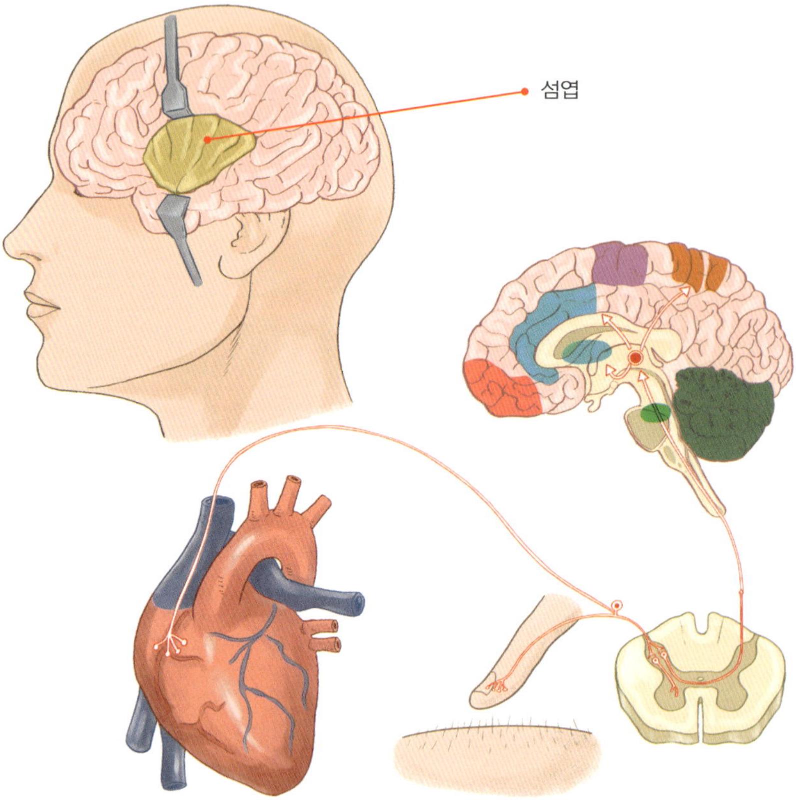

[그림1-1] 섬엽. 섬엽은 우리가 느끼는 것을 어떻게 느껴야 하는지를 알려주는 역할을 한다.

섬엽이 잘 기능하지 못하는 사람들은 신체내부수용기에서 전달되는 감각 자극들을 제대로 느끼지 못하는 경우가 많다. 내 몸에 대한 알아차림은 신체내부수용감각이 섬엽으로 전달되었을 때 비로소 가능하다. 근막슬라이딩 존에 분포된 신체내부수용감각들의 정보가 섬엽에 제대로 도달하는 게 중요한 이유이다. 또한 근막슬라이딩이 잘 일어나도록 강도나 세기를 강조하는 움직임이 아닌, 질 좋은 움직임을 강조하는 이유이기도 하다(그림 1-2).

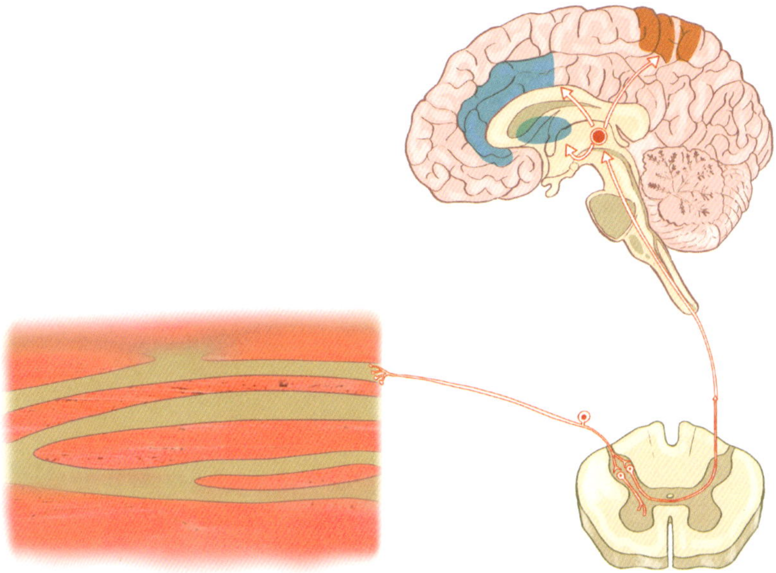

[그림1-2] 근막슬라이딩 존으로부터의 감각정보가 시상을 거쳐 섬엽으로 전달되는 과정

내 몸에 주의를 기울이는 질 좋은 움직임이 결여될 때 어떤 일이 생길까? 몸에서 느끼는 감각자극을 그대로 느끼지 못하고 쉽게 왜곡하게 된다. 중요한 일에 마음을 집중하지 못하는 심리적 방황, 우울증, 거식증 및 만성통증 등 몸과 마음의 소통이 단절될 때 우리가 얼마나 힘들어지는지 경고하는 책들도 많다.

UCLA에서 뇌 과학으로 박사학위를 받고 15년 이상 뇌 과학을 연구한 앨릭스 코브 박사의 저서 《우울할 땐 뇌과학》(앨릭스 코브 저, 정지인 역, 심심, 2018)

에 나오는 에피소드 하나를 소개해볼까 한다.

교통사고를 당한 후 병원에서 검사를 받은 환자가 있었다. 의사는 MRI 결과 이상이 없으니 조금 쉬면 회복될 거라는 소견을 보였다. 그런데 어찌된 일인지 시간이 지나도 목의 통증이 사라지지 않았다. 움직이면 아플 거라는 두려움 때문에 목 보호대를 끼고 있는 것처럼 목을 아예 움직이지 않았던 것이 통증이 생긴 이유 중 하나였다. 움직임에 의한 근막슬라이딩이 일어나지 않아서 섬엽이 신체에서 보내는 정보를 제대로 받지 못하게 된 것이다.

이렇듯 몸과 마음의 소통이 단절될 때 결과는 참혹하다. 모든 감각정보를 통증으로 오해하게 되기 때문이다. 만성통증 및 우울증의 나락으로 빠져들 수밖에 없었다는 '통증과 섬엽'에 대한 이 이야기는 우리에게 시사하는 바가 크다.

제왕절개수술이나 회음부절개수술을 받으신 분들에게 통증과 섬엽에 관련된 이 이야기를 종종 해드리곤 한다. 출산 과정에서 근육과 내장기관을 감싸고 있는 근막에 상처를 낼 수밖에 없어서 심한 통증에 시달리는 데도 불구하고 요즘엔 하루라도 빨리 걸으라고 진통제까지 놔준다고 한다.

통증이 지나치게 심할 경우 약물에 의지해서라도 조절해주는 것이 섬엽의 항상성 조절에 유리하다. 하지만 내 몸이 들려주는 소리에 귀를 기울이지 못하도록 차단시키고 걷기 운동을 하는 것이 과연 어떤 의미가 있을까? 몸의 소리에 귀 기울일 수 있도록 질 좋은 움직임을 통해 섬엽이 제대로 기능할 수 있도록 돕는다면 더욱 좋지 않을까? 근막슬라이딩 존에 분포한 신체내부수용감각과 고유수용감각이 몸의 정보를 뇌에 잘 전달할 수 있도록 말이다.

고유수용감각은 근육이 과도하게 수축하거나 늘어날 때 생길 수 있는 손상을 방지해주고 관절의 위치감각을 제공해주는 보호 역할을 한다. 우리 몸을 조절하고 우아하게 움직일 수 있도록 도와주는 것이다. 최근 고유수용감각이 잘 작동되어야 통증에 덜 민감해지고 신체내부수용감각이 통증으로만 인식되지 않도록 도울 수 있다는 연구가 소개되고 있다. 근막 연구자이자 치료사인 데이비드 레손닥(David Lesondak)의 저서 《근막이란 무엇이며 왜 중요한가?》(데이비드 레손닥 저, 한국근막이완치료학회 역, 영문출판사, 2019)에도 소개된 것처럼, 통증은 감각이라기보다 뇌가 판단한 결과물이라고 할 수 있다.

출산한지 1~2년이 지난 후에도 몸에서 묵직한 통증이 느껴지고 정서적으로도 지속적인 우울감을 느끼는 경험을 해본 분들이 있을 것이다. 특히 제왕절개나 회음부절개를 한 분들이 이런 호소를 많이 하신다. 산후조리를 제대로 하지 못해서 혹은 산후풍으로 얻은 통증이라고만 생각했는데 꼭 그런 이유만 있는 것은 아니다.

손상을 입은 근막의 유착(QR코드)을 막기 위해 무엇이 도움이 될까? 스카티슈마사지(scar tissue massage)를 권하고 싶다. 그러나 본격적으로 스카티슈마사지를 시작하기 전에 꼭 지켜야 할 것이 한 가지 있다. 상처 부위가 충분히 회복되기 전에 지나치게 민감하게 되지 않도록 탈 민감화(desensitization)를 염두에 두는 것이다. 부드러운 깃털 같은 것으로 스치듯 문지르거나 가벼운 자극을 주는 것으로 충분하다. 이것은 섬엽을 활성화하기 위한 전략의 일종이다.

이러한 탈 민감화 훈련을 움직임으로 즐겨보자. 바닥에 누운 채 자신의 호흡을 느끼며 골반의 리드미컬한 움직임을 즐겨본다. 일어나서 걸을 수 있는 몸을 누워서부터 준비하기 위해서이기도 하다. 최대한 몸이 바닥에 닿도록 편안하게 누워서 심부의 안정화 근육(몸통을 안정화시키는 근육으로 횡격막 호흡을 할 때 동원되는 근육들이다_저자 주)과 내장기의 근막슬라이딩을 통해 섬엽을 활성화한다(4부 운동 편 백브릿지 트위스트 참고). 상처가 충분히 회복된 4~6주 후부터 스카티슈마사지(QR코드)를 하루 10분씩 3회 정도를 꾸준히 하면 효과가 있다. 이것을 2년간 꾸준히 해줄 것이 권장된다(미국 물리치료협회 여성물리치료 분과).

근막유착에 대해 우리가 알아야 할 중요한 사실이 있다. 근막을 유착시키는 자극이 단지 수술로 인한 상처만 있는 게 아니라는 점이다. 일상에서 알게 모르게 행하는 습관에서 비롯되는 경우가 더 많다. 몸을 잘 움직이지 않는 습관, 깊은 호흡을 느끼지 못하는 습관, 근막의 이완을 경험하지 못하고 숨을 참으며 똥을 누는 습관, 멋지게 보이려고 근육을 딱딱하게 만드는 운동 습관 등도 근막 유착을 유발시키는 나쁜 습관이다.

이렇듯 몸과 통증에 대한 이해는 단순히 출산을 한 '엄마들'만을 위한 것이 아니다. 우리 모두에게 필요한 공부이다.

아이를 낳고 키우는 것을 대단한 것으로 여기지 않는 문화에서 불편감, 통증, 우울과 두려움은 온전히 엄마들만의 몫이었다. 출산과 육아를 값진 삶의 여정으로 여기자는 또 다른 의미는 힘든 시기를 잘 통과해낸 후 엄마들이 갖게 된 감정, 정서의 힘을 잘 활용하기를 바람에서이다. 자부심, 자기효능감은 어떻게 시련을 경험하고 느끼는가에 달려있기 때문이다. 아이를 낳기 전의 두려움, 낳는 순간의 통증, 육아하는 동안의 몸과 마음의 긴장감, 그로인한 불편감들을 엄마들은 모두 겪어냈다. 그 삶의 지혜에 대해 스스로 칭찬해주고, 앞으로 닥칠 인생의 여정 속에서 가족의 건강한 삶을 위한 올바른 선택을 위해 몸 공부를 계속해나가길 바란다. 몸에 대한 이해가 앎으로 끝나지 않고 삶이 되기를 바란다.

* 근막에 대한 이해를 좀 더 깊게 하고 싶다면 다나 스털링(Dana Sterling)이 시연한 유튜브 영상을 권한다. 근막유착에 의해 몸의 움직임이 제한될 수 있고 만성통증을 유발할 수 있다는 것에 대한 통찰을 얻을 수 있을 것이다_저자 주.

https://youtu.be/p-VfUJ6JcWo
제왕절개 후 스카티슈마사지

https://youtu.be/v54l3wDTJHg
근막유착에 의해 몸의 움직임이 제한될 수 있고 만성통증을 유발할 수 있음을 보여준 다나 스털링(Dana Sterling)의 시연

근육, 힘을 주는 게 좋을까, 빼는 게 좋을까

운동을 할 때 힘을 주는 게 좋을까, 빼는 게 좋을까? 대개는 힘을 주고 운동하는 편이 좋다고 생각하는 듯하다. 목이 아프면 목 강화 운동, 허리가 아프면 허리 강화 운동, 심지어 무지외반증에도 엄지발가락 근육을 강화하는 운동을 강조하는 경우도 있다! 통증의 원인이 근육이 약해졌기 때문이라고 생각하기에 근육을 강화시키면 통증이 줄어든다고 보는 것이다.

이런 견해는 체력이 강해지면 피곤을 덜 느낀다고 믿는 데서 나온 것이다. 물론 유산소성 운동을 통해 심장과 혈관 등 불수의근인 근육들을 단련하고, 세포의 에너지 공장인 미토콘드리아의 개수를 높이는 자극이 중요한 것은 사실이다. 신체활동이 부족해지면 유산소성 능력이 낮아지고 피로감이 높아지는 것 또한 맞는 말이다. 그런데 혹시 알고 있는가? 가장 쉽게 즐길 수 있는 유산소성 운동의 첫 시작이 질 좋은 호흡운동이라는 것을 말이다.

호흡과 관련해서는 '횡격막'이라는 근육의 이름을 기억해두자. 횡격막의 수축과 이완이 원활하게 이뤄지면 혈액이 심장으로 가는 것을 도와 궁극적으로 심장이 혈액을 내보내는 능력을 높이게 된다. 심장근육은 물론 혈관의 탄력성이 높아지는 것이다. 더불어 신체 구석구석까지 더 많은 혈액이 공급되기에 모세혈관망도 발달한다.

굳이 강도가 높지 않아도 괜찮다. 일상생활에서 내 몸에 적절한 자극을 받을 정도로만 유산소운동을 꾸준히 하면, 우리 몸은 자극에 맞는 대비를 하기 위해 모세혈관망과 미토콘드리아의 수를 늘리기 때문이다. 이것은 자극에 대한 반응, 그리고 적응이 일어나게 되는 항상성의 원리와 연관이 있는데 이러한 회복과 보강기전은 부교감신경계가 활성화되는 휴식과 수면 중에 일어난다.

최근 엄마들 사이에서 강도 높은 자극에 도전해서 자존감과 자기효능감을 높인다는 자기계발 모임이 눈에 띌 만큼 많아진 것 같다. 미라클모닝, 마라톤, 철인3종경기에 도전하는 분들도 있다. 멋진 일이다! 자신을 되찾는 일이라면 나 또한 적극적으로 응원한다. 나도 그런 도전을 한 적이 있었고 기쁨을 만끽했었다. 일상의 단조로움에서 탈피할 수 있었기에 지금도 내 안에 근사한 추억으로 남아 있다. 그런데 이런 기쁨은 어마어마한 도전을 해야만 얻을 수 있는 것일까? 일상에서도 느낄 수 있다면 얼마나 좋을까?

모든 생명체는 일정한 조건이 갖춰졌을 때 제 기능을 수행할 수 있다. 생존에 필수인 항상성(호흡수, 심박수, 혈압, 체온 등 생명유지를 위해 일정하게 유지하려는 특성_저자 주)을 유지하려면 항상 깨어있어야 한다. 생명을 유지할 수 있는 조건이 달라진다면 빨리 감지해서 대응할 수 있어야 삶을 유지할 수 있기 때문이다. 생명 조건에 변화를 일으키는 원인을 자극이라 하는데 이것에 대해 생명체는 어떤 형태로든 반응한다.

방위체계가 작동해서 교감신경이 활성화되면 우리 몸에선 이런 변화가 생긴다. 동공이 확장되고, 기관지는 이완되어 더 많은 산소를 받아들일 준비를 한다. 심장근과 골격근으로 산소와 에너지원을 더 많이 공급하기 위해 심장과 골격근의 혈관은 이완되고 에너지원인 혈당이 치솟는다. 싸우거나 도망치는 데 적합하도록 몸이 최적화되는 것이다. 피부와 내장기, 생식기로 공급되는 혈관은 수축된다. 위기 상황에서 먹거나 싸는 등의 불필요한 신체활동을 막기 위해 불필요한 장기로 혈액이 공급되는 것을 차단시키는 것이다. 순식간에 이뤄지는 우리 몸의 방위체계를 생각하면 그저 신비롭기만 하다(그림 1-3).

이런 자극에 대한 반응, 즉 싸우거나 도망가기에 유리하게끔 우리 몸을 최적화시키는 교감신경계의 투쟁-도피반응은 언제나 동일하다. 내가 조절할 수 있는 좋은 스트레스이건 내 통제범위를 넘어선 나쁜 스트레스이건 기본적으로 자극에 대한 반응은 같은 형태로 이뤄지는 것이다.

자극이 발생했을 때 반응이 생기는 것처럼, 자극이 사라지면 반응도 사라진다. 교감신경계 대신 부교감신경계가 활성화되면서 몸이 이완되어 회복의 시간을 갖는다. 교감신경계와 부교감신경계의 활성화가 끊임없이 반복되는 것이 삶이라고 할 수 있을 것이다.

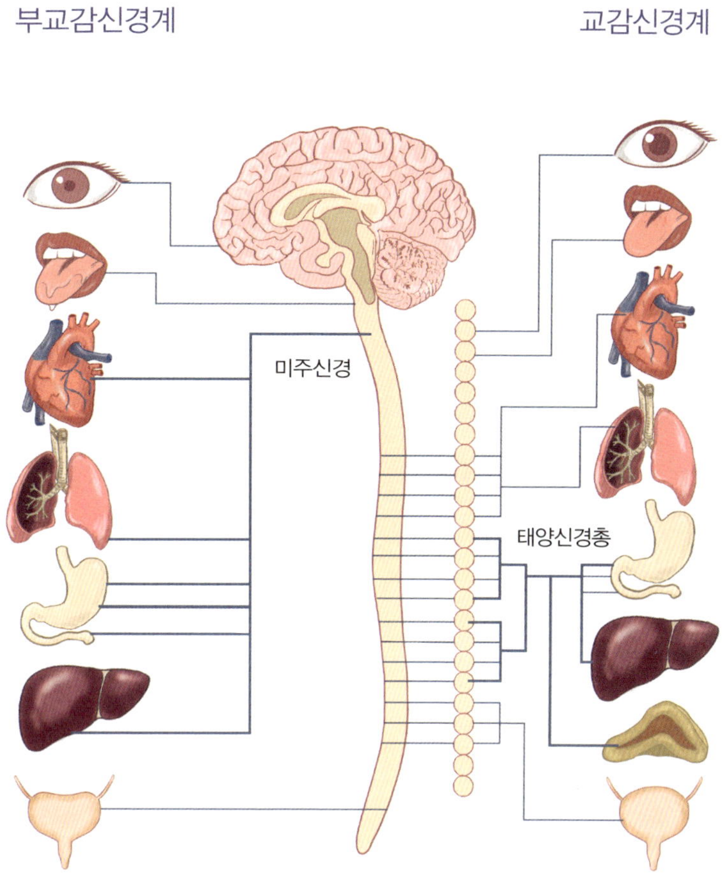

[그림1-3] 자율신경계의 유연성

지속적인 자극과 반응을 겪어야 하는 신체는 항상성을 유지하고 동일한 자극에 적응해기 위해 몸을 재정비한다. 심장근육과 골격근육을 튼튼히 하고, 혈관을 탄력적으로 만들고, 모세혈관망을 발달시키며, 각 세포에서 에너지를 잘 만들어낼 수 있도록 미토콘드리아 수를 늘린다. 질 좋은 움직임이 잘 이루어졌다면 섬유아세포에서 콜라겐이 합성되고 근막이 발달한다. 더욱 탄력적인 몸이 되어가는 것이다.

어떻게 보면 우리의 일상은 자극에 대한 반응과 항상성을 유지하기 위한 적응의 과정인 것 같다. 스트레스의 결과물이 우리 자신인 셈이다. 근막에 아무 자극이 가해지지 않는 것보다 질 좋은 자극을 끊임없이 받을 때 콜라겐을 합성해내고 자극의 방향에 맞춰 배열된다는 사실은 참으로 놀랍다.

섬유아세포는 질 좋은 기계적 자극, 특히 스트레치 및 진동 자극에 잘 반응한다고 알려져 있다. 일상적인 움직임에서 이러한 자극이 주어지지 않으면 근막은 질 좋은 콜라겐을 합성해내지 못한다. 상처가 생긴 후 회복과정에서 움직임이 중요한 이유이다. 딱지가 사라진 후 근막이 엉겨 붙은 흉터가 남지 않기 때문이다.

몸의 자극에 대한 반응양식은 스트레스의 종류와 상관없이 같다. 스트레스라는 자극을 받으면 교감신경계를 각성시켜 싸우거나 도망가기 위한 반응체계를 발동시킨다. 시상하부-뇌하수체-부신 축(HPA axis)을 발동시켜 스트레스 호르몬을 방출시키기도 한다. 교감신경계가 흥분하면 근막이 뻣뻣해지기에 투쟁-도피반응 상태에서 근막슬라이딩은 일어나기 힘들다. 따라서 림프의 순환도 어려워진다. 오로지 심장근육과 골격근육의 수축, 그리고 딱딱해진 근막으로 위기의 순간을 모면하는 데에만 초집중되는 것이다.

혹시 <아드레날린>이라는 영화를 본 적이 있는가? 위기 상황에 처했을 때 신경계와 호르몬의 협동작전을 펼치며 오직 상황을 모면하기 위해 온몸이 집중한다. 좋은 자극을 통해 교감신경 흥분 상황을 경험하는 것은 몸에 무척 이로운 일이다. 교감신경계가 흥분하면 우리 몸이 긴장하게 되어 짧은 시간 안에 일의 능률을 높이는 데 효과적인 상태가 되기 때문이다. 그러나 이런 상태가 과도하게 오래 지속되면 몸과 마음이 번 아웃될 수 있으니 주의하자.

운동은 교감신경을 적절하게 경험하게 하는 데 무척 이로운 일이다. 내가 감당할 수 있는 운동으로 자극을 주는 경우라면 말이다. 스스로 조절할 수 없는 스트레스에 대항할 수 있는 예방접종이 될 수 있기 때문이다. 통제가 가능한 스트레스를 몸에 가하고, 그 자극에 대한 반응을 경험하면서 이후 통제가 불가능할 만큼 큰 스트레스 상황을 미리 경험해보는 것이다.

우리의 일상은 언뜻 아무 일 없이 흘러가는 것 같지만 언제 무엇이 갑자기 튀어나올지 모르는 위험 속에 놓여 있는 것처럼 느낄 수도 있다. 통제할 수 없는 외부자극이 폭포처럼 밀려드는 삶 속에서 교감신경 항진 상태가 연속적으로 이어질 수밖에 없다. 스트레스 호르몬이 계속 방출되면 혈당을 높이고, 연료로 쓰이지 못한 혈당은 염증과 질환을 유발하며 뻣뻣해진 근막을 유착시킨다. 질 좋은 근막슬라이딩이 어려워지기에 횡격막 호흡이 제한되고, 깊고 느린 숨조차 제대로 쉬지 못하게 된다. 삶을 즐기고 누리기는커녕 하루하루 꾸역꾸역 버텨내는 것이 일상이 되진 않았는지 안타깝다.

움직임에도 품질이 있다

삶의 질을 높이기 위해 무엇이 필요할까? 어렵게 생각할 것 없다. 우리 몸을 움직이는 일부터 시작하면 된다. 질 좋은 움직임을 통해 근막슬라이딩을 만들어내는 것이다. 근막슬라이딩 존의 신체내부감각 수용체와 고유수용감각 수용체에서 받아들인 감각정보가 감각신경을 타고 뇌로 전달되면 몸과 마음(뇌)의 소통이 원활해진다. 몸과 뇌의 소통이 원활해지면 통증, 피로감, 우울감이 줄어든다. 감각지각의 항상성을 유지해주는 섬엽이 받아들인 감각정보에 대해 정확한 판단을 내릴 수 있도록 나에게 질 좋은 움직임을 선물하자.

'히알루론산'이라는 말을 들어본 적이 있을 것이다. 근막슬라이딩 존에서 만들어지는 윤활액으로 몸이 부드럽게 움직일 수 있도록 돕는다. 히알루론산이 원활하게 작동되려면 근막에 수분이 충분해야 한다. 근막에 수분을 충분히 머금을 수 있는 미네랄, 비타민 공급을 위한 식습관에도 관심을 두어야하는 이유이다. 얼굴에 주름을 막고 싶다면 돈을 들여 보톡스를 맞기보다 얼굴

근육의 근막슬라이딩을 만들어내는 습관을 갖기를 권한다. 환하게 웃는 습관, 세수를 할 때나 화장품을 바를 때 피부를 충분히 문질러주는 습관이야말로 건강하고 탱탱한 얼굴의 근막을 만드는 최고의 지름길이다.

질 좋은 움직임을 통해 근막슬라이딩이 잘 이뤄져서 히알루론산이 제대로 분비되면 근막슬라이딩이 더 부드럽게 이뤄지는 선순환이 생긴다. 근막슬라이딩이 잘 일어나지 않으면 근막에 유착이 발생되기 쉽기에 몸을 감지하는 고유수용감각정보도 잘 전달되지 않을 뿐더러 신체내부수용감각의 정보를 섬엽이 통증으로 왜곡시키기 쉬워진다. 만성통증의 악순환이라는 깊은 수렁으로 빠져드는 것이다.

근막슬라이딩 존에는 고유수용감각뿐만 아니라 통증, 온도, 간지러움, 압박감, 텐션감 등을 감지하는 신체내부수용감각 수용체가 있는데 여기에서 감지된 느낌들은 감각신경을 통해 뇌의 정거장인 시상(감각정보를 받아들여 분류하여 뇌의 회백질로 전달해주는 역할을 한다. 감각의 물류창고 같은 곳이다_저자 주)으로 전달된다. 시상으로 전달된 감각정보들은 뇌의 회백질로 가는데, 감각에 대해 항상성을 조절하는 중추라 할 수 있는 섬엽으로도 전달되어 감각정보가 무엇을 의미하는지 판별된다. 여기까지만 이해해도 '우와'하고 우리 몸의 놀라운 기능에 대해 감탄하지 않았을까.

그러나 여기가 끝이 아니다. 정보를 판별한 후 어떻게 반응을 해야 할지 뇌가 명령을 내려야 하는데, 체성신경계의 운동신경을 통해 수의근(골격근)이 수축하도록 반응하거나, 시상하부를 통해 자율신경계를 발동시키기도 한다. 즉, 교감신경 또는 부교감신경이 활성화되어 혈관과 내장기 등 불수의근이 반응하게 된다. 이러한 네트워킹이 교란되었을때 '자율신경실조증'이라는 증상으로 나타나게 되는 것이다.

여성의 경우 갱년기에 많이 경험하게 되는 '갱년기증후군'의 주된 증상이다. 그 이유는 시상하부가 이러한 자율신경계의 중추일 뿐만 아니라, 호르몬을 분비하는 내분비계의 중추이며, 체온, 배고픔, 갈증, 피로, 수면 그리고 일주기 생체리듬을 조절하는 중추이기 때문이다.

시상하부의 명령으로 뇌하수체에서 분비되는 호르몬에 의해 여성의 난소에서는 에스트로겐이라는 여성호르몬을 분비하고 다시 뇌로 피드백을 주게 된다. 그런데 남성과는 달리 여성의 경우 특정 시점에 수행해냈다는 피드백을 뇌의 시상하부로 제대로 전달하지 못하게 된다. 난자의 개수는 이미 정해져 태어났기 때문인데, 이로 인한 이점과 단점에 대한 진화적인 가설들이 흥미롭다. (이와 관련해 생물 인류학자 웬다 트레바탄의 저서 《여성의 진화》(웬다 트레바탄 저, 박한선 역, 에이도스. 2017)를 참고하기 바란다_저자 주).

메신저를 보낸 후 읽은 것이 확인되었는데, 답이 없을 때의 심정. 아마도 경험해본 분들은 이해할 수 있으리라. 그것도 한 두 번이 아닌, 매 번. 폐경 무렵 여성의 시상하부는 열 받았는지 실제로 부어있다고 한다. 여성 신경과학자가 해부하여 관찰해낸 결과보고이다. 의사이자 의학 작가인 랜디 허터 엡스타인의 저서 《크레이지 호르몬》(랜디 허터 엡스타인 저, 양병찬 역, 동녘사이언스, 2019)에 호르몬 연구에 대한 일화들이 자세히 소개되어있다.

중요한 것은 이 또한 여성의 생애주기 가운데 자연스러운 현상이라는 것이다. 다만, 여성호르몬의 분비 감소로 근막이 뻣뻣해짐을 경험하는 폐경 주변기 무렵부터 근막슬라이딩이 어려워지므로 감각정보가 충분히 뇌에 전달되기가 어려워진다는데 문제가 있다. 더불어 감소된 에스트로겐의 영향으로 뇌에서의 신호를 전달하는 신경전달물질의 수용체의 민감도 또한 감소되어 뇌에서 정보를 처리하는 과정에서 오류가 발생해 잘못된 명령을 내리게 된다. 교감신경항진증으로 치닫기 쉬운 뇌가 되어가는 것이다.

교감신경의 자극에 반응하는 근막의 지속적인 긴장이 유발되어 자세성 통증 및 얼굴이 후끈후끈 달아오르고, 수면의 질이 떨어지며, 한밤에 흥건하게 땀을 흘리는 등 내 몸에서 알 수 없는 일들이 계속 일어나 두려움에 떨고 이것은 다시 악순환을 일으킨다. 시상하부가 열 받아 부었으니 일을 제대로 해내지 못한 결과로 보인다. 이러한 문제의 시작은 바로 내 몸과 마음(뇌)의 소통의 단절일 수 있기에 일반적으로 알려진 것처럼 조절 불가능한 것이 아니라는 점이 중요하다. 질 좋은 움직임에 의해 통제가 가능하다는 것, 끊임없이 뇌로 좋은 정보를 주어 뇌의 항상성을 유지할 수 있도록 하는 것이 해결책이라는 것이다.

깊게 숨을 쉬며 몸을 살랑살랑 움직여주는 것이 그 시작이다. 그리고 살짝 나의 심박수와 호흡수가 높아지는 경험자극, 체온이 높아졌다 낮아지는 경험자극을 나에게 선물해주는 것이다. 투쟁-도피반응을 일으키는 교감신경을 활성화시킬 것인지, 이완-회복을 일으키는 부교감신경을 활성화시킬 것인지는 경험에 의해 받아들인 감각정보를 통합하고 처리하는 뇌의 협업에 달려 있기 때문이다. 나에게 필요한 경험자극을 주는 것 그것이 바로 과학적인 운동인 것이다.

테스 형도 했던 이것!

신체내부수용감각은 우리 몸의 상태에 대한 인식 즉, 내 몸의 소리에 귀 기울일 수 있도록 돕는 감각이다. 앞에서도 소개한 데이비드 레손닥 박사의 저서 《근막이란 무엇이며 왜 중요한가?》를 보면 인간의 웰빙감이나 동기부여, 그리고 자기 정체성 확립에 기본이 되는 감각인 신체내부수용감각에 대해 소개하는 내용이 있다. 신체내부수용감각을 수용하는 척도가 더 낮은 점수를 받은 여학생들이 신체 불만의 정도가 높고 섭식장애의 증상을 나타낼 가능성이 더 높다고 하며 과민성 대장증후군, 섬유 근육통 및 만성 피로 증후군과의 연관성도 의심된다고 한다.

언젠가 치매안심센터에서 만났던 할머니가 생각났다. 갑자기 겪게 된 거식증 증상으로 한참을 고생한 후 절박성 요실금에 시달려 오줌을 지리게 됐다고 했다. 처음 만났을 땐 자신의 증세에 대해 일체 말씀 하지 않으셨는데 질 좋은 근막슬라이딩을 즐기는 운동교실에 참여하면서 절박성 요실금이 어느 정도 조절되고 나자 당신이 경험한 것을 말씀해주셨다. 근거를 찾는 몸 공부를 해온 나로선 너무나 감사하고 뿌듯한 경험이었다.

어느 때든 늦은 때란 없다. 알아차린 그때가 바로 퍼펙트 타이밍이다. 사실 우리는 자신의 몸에 귀를 기울이기 힘든 환경에서 살아간다. 세상은 재밌고 신나는 일로 가득 차 있기에 매 순간 시선을 빼앗긴다. 몸의 감각은 더 자극적인 것에 집중하기 쉽기 때문에 나 또한 내 몸을 섬세하게 알아차리기까지 많은 시간이 걸렸다.

몸과 마음을 구분 짓는 사고관은 중세 로마교회의 감시에서 벗어나 자유롭게 인체를 탐구하기를 갈망하던 한 과학혁명가에 의해 시작되었다. 바로 르네 데카르트이다. 데카르트가 활동하던 때는 갈릴레오가 종교재판을 받던 시기이다. 갈릴레오는 지구가 움직인다는 본인의 생각을 부정하고 목숨은 건졌지만 가택 연금 상태로 생을 마감해야 했다. 반면 끝까지 과학적 사고방식을 견지하며 자신의 신념을 지키던 과학자들은 화형에 처해졌다. 이런 시대적 배경 속에서 모든 것을 의심하라던 데카르트는 "의심하고 있는 나 자신만은 의심할 수 없으니 의심하는 나는 존재하는 것"이라고 말하며 그 유명한 말 "나는 생각한다, 고로 존재한다."를 남겼다.

그런데 데카르트에 대해 재미있는 일화가 있다. 그는 교회의 탄압을 피하기 위해 몸과 마음을 구분 지었지만, 정작 스스로는 그렇게 믿지는 않았다고 한다. 몸과 마음을 연결해주는 뇌의 부위가 있으니 그곳을 '송과체'라고 생각했다는 것이다.

데카르트가 섬엽을 송과체로 오해한건 아닌지 궁금해 검색을 해보았다.

마음치유 글을 쓰는 정신과 의사로 유명한 문요한 선생의 블로그에서 '송과체, 섬엽'이라는 글을 발견했다. 그렇게 알게 된 그분의 저서《이제 몸을 챙깁니다》를 읽다가 흥미로운 구절을 발견했다. '소크라테스에게 학문하는 사람은 책상에 앉아 책만 보는 사람이 아니라 운동과 지식을 삶에 적용하는 사람을 의미했습니다.'라는 내용이었다. 내가 추구하는 삶을 수천 년 전에 이미 '테스 형'이 실천하고 있었다니!

소크라테스가 위대한 이유는 철학의 주제를 자연, 우주 등 외부에서 인간의 내면으로 전환시켰기 때문이라고 한다. '너 자신을 알라'는 소크라테스의 명언을 단순히 겸손하라고 하는 줄만 알았는데 더 깊은 뜻을 내포하는 말이었다.

데카르트에서 출발한 궁금증이 소크라테스를 생각하는 데까지 이어졌지만 나의 짧은 식견으로 위대한 철학자들의 사상을 이해하기엔 한계가 있으니 그저 호기심을 품는 것으로 만족한다. 소크라테스와 데카르트가 지금 이 시대를 보면 어떤 생각을 할까? 마치 몸과 마음을 분리해서 살아가는 것처럼 보이는 현대인에게 어떤 말을 해주고 싶을지 사뭇 궁금해진다.

PART 2

몸과 소통하는 법을 배우자

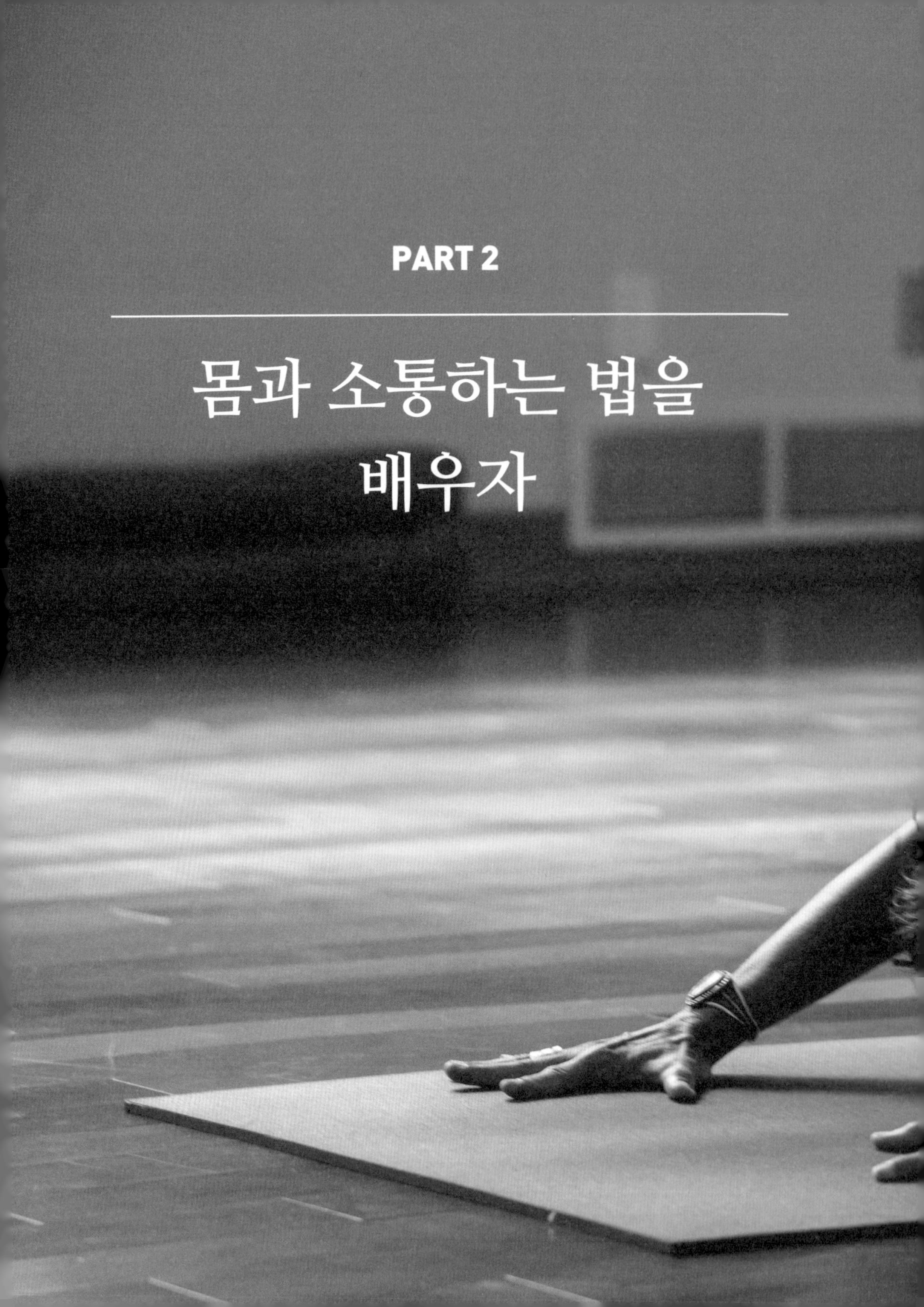

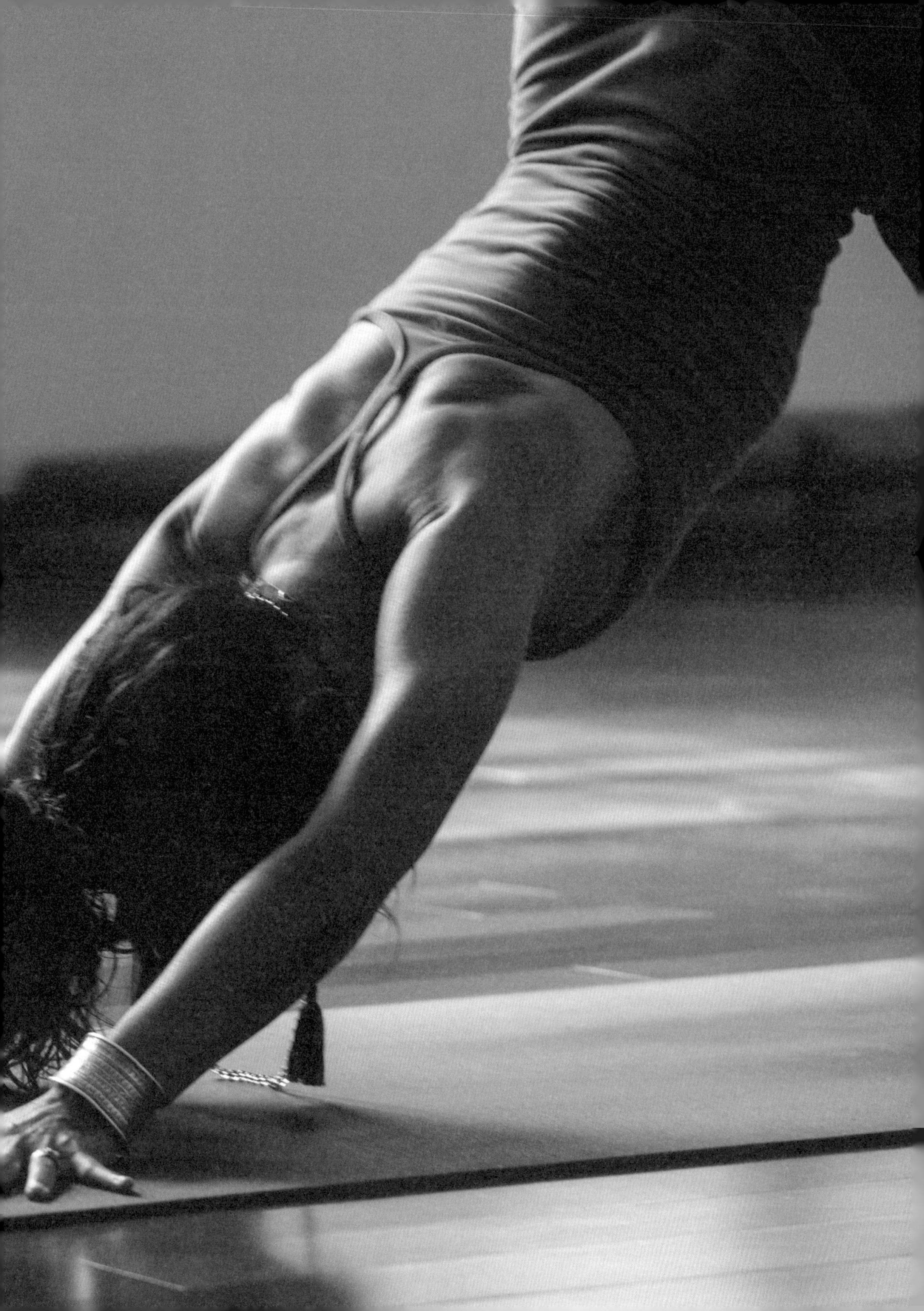

갈비뼈,
집중해야 하는 첫 번째 뼈

우리 몸은 알면 알수록 신비하다. 몸을 구성하는 세포 하나하나는 놀랄 만큼 유기적으로 연결되어 있다. 다소 이해하기 어려운 부분이 있더라도 이론적인 부분을 책의 서두에 넣은 이유는 몸과 소통하는 운동법이 단순히 만들어진 게 아니라 과학적 근거를 갖고 있기 때문이다. 그런 의미에서 본격적으로 움직임을 익히기 전에 몸의 구조에 대해 이해하면 더 좋을 것이다. 어렵게 생각하지 않아도 된다. 오히려 우리 몸에 대해 흥미로운 시각을 갖게 될 것이다.

가장 먼저 살펴볼 뼈는 갈비뼈이다. 호흡과 깊은 연관이 있는 뼈이기 때문이다. 우리가 숨을 쉬면 공기가 폐로 들어간다. 폐를 담고 있는 공간인 흉강은 흉곽으로 이뤄져 있는데, 흉곽은 갈비뼈와 척추뼈 중 흉추부위의 골격으로 이루어져 있고, 이것을 근육과 근막이 감싸고 있다. 그 바닥에는 횡격막이라는 근육이 있어 폐와 심장을 떠받들고 있다. 횡격막 근육이 부착되어있는 뼈가 바로 갈비뼈인데, 두려움, 긴장, 트라우마 등 강한 긴장감이 지속될 경우 횡격막이 굳어지기 쉽고 이에 따라 갈비뼈의 위치와 움직임 또한 변형되기 쉽다.

갈비뼈는 총12쌍 24개로 이뤄져 있다. 특이한 것은 뒷부분은 12쌍의 모든 갈비뼈가 척추(흉추)에 연결되어 있지만, 앞부분은 일부만 갈비연골을 통해 복장뼈에 연결되어 있어 붕 떠 있는 구조를 취하고 있다는 점이다. 이상하다면 이상하지만 바로 이런 구조 덕분에 흉곽의 아랫부분이 더욱 유연해져서 내장기와 횡격막이 수월하게 움직일 수 있는 것이다(그림 2-1).

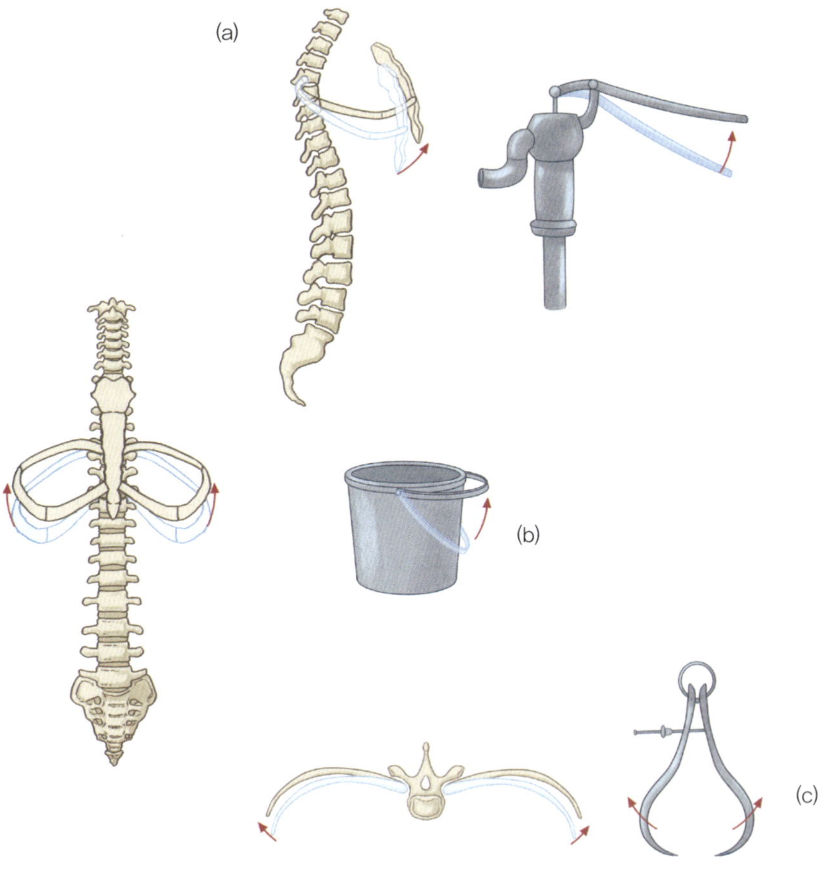

[그림2-1] 갈비뼈를 들어 올리는 움직임들. (a) 펌프 손잡이 (b) 양동이 손잡이 (c) 캘리퍼

척추에 연결된 뒤쪽 갈비뼈는 복장뼈에 연결된 앞쪽 갈비뼈보다 위쪽, 즉 머리 쪽에 위치한다. 그래서 숨을 들이마실 때 앞쪽이 더 많이 움직이게 된다. 마치 펌프 손잡이를 들어 올리는 것처럼 움직이는 것이다. 갈비뼈의 중간 부분은 양끝에 비해 더 아래에 위치한다. 숨을 크게 들이마셔 보자. 갈비뼈의 중간 부위가 상승하면서 흉벽은 측면으로 넓게 확장된다. 양동이 손잡이를 들어 올리는 모양을 상상하면 좋을 것이다. 앞쪽으로 연결되지 못하고 붕 떠있는 아래쪽 갈비뼈들은 캘리퍼처럼 뒤쪽으로만 벌어진다. 이 부분이 더욱 유연하여 횡격막 호흡을 할 때 내장기들이 더욱 유연하게 움직일 수 있어야할 텐데, 이것이 힘들어지는 시기가 있다. 바로 임신시기이다. 횡격막 호흡을 위한 이 유연한 공간을 태아의 성장을 위해 엄마는 양보해야만 한다. 태아가 자궁 안에서 성장하는 마지막 몇 달은 엄마는 숨쉬기조차 힘들어진다. 횡격막 호흡에 의한 흉곽의 확장이 어려워지니 폐로 공급되는 산소의 양도, 심장으로의 정맥혈회귀도 어려워질 뿐만 아니라, 가슴관(thoracic duct)을 통한 림프순환도 어려워진다. 그래서 양쪽 다리가 특히 많이 붓게 되는 것이다(그림 2-2).

이렇듯 갈비뼈의 구조를 이해하고 있으면 호흡을 할 때 갈비뼈가 어떻게 움직이는지 쉽게 떠올릴 수 있다. 숨을 들이마실 때 '내 몸은 풍~선!'이라고 상상하며 흉곽을 팽창시켜보자. 손을 갈비뼈에 올려두고 숨을 들이마실 때 이러한 갈비뼈의 움직임이 느껴지지 않는다면 내쉬는 호흡에 우선 정성을 들이자. 길고, 가늘게 코로 숨을 내쉬면서 횡격막의 이완과 스트레칭으로 횡격막이 위로 올라가는 느낌부터 익혀보는 것이 좋을 것이다. 들이마시는 숨에 횡격막의 수축으로 아래로 내려가야 하는데 그것이 막히면(예: 임신 막달의 자궁, 호흡과 협응해서 움직이지 않는 내장기들, 경직된 큰 근육들, 특히 대요근) 갈비뼈를 앞으로 툭 튀어나오게도 만들 수 있다. 이러한 갈비뼈의 변형은 생각보다 흔하다.

나와 함께 몸 공부를 했던 엄마들 중에 "임신 막달에 갈비뼈가 아팠어요." "갈비뼈에 쥐가 난 것 같았어요."라는 호소를 하신 분들이 있었다. "'왼쪽 갈비뼈가 앞으로 툭 튀어나왔어요."라고 말씀하신 분도 있었다.

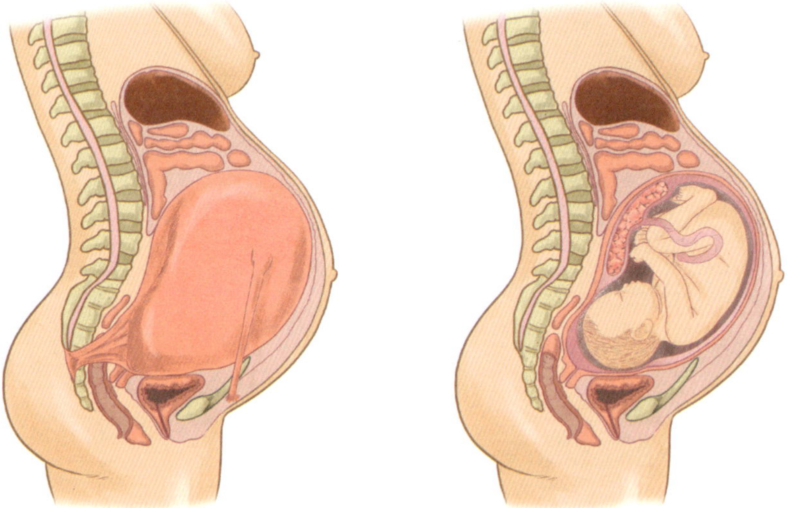

[그림2-2] 태아의 성장에 따라 커지는 자궁. 임신을 통해 겪었던 나의 문제점들과 연관지어보자.

갈비뼈의 위치가 달라지면 흉곽이 찌그러진다. 커져가는 자궁크기에 의해 갈비뼈가 벌어지는 것은 사실 당연한 결과이다. 아이 낳고 나서 몸통이 커진 것 같다는 느낌은 느낌만이 아니다. 당연히 근육의 기능에도 문제가 생길 수밖에 없다. 근육이 수축되거나 이완될 때, 근육의 길이가 달라지거나 움직이는 속도에 변화가 생겼을 때 뇌에 정보를 전달해주는 고유수용감각에도 혼란이 생긴다.

가장 큰 문제를 가져올 수 있는 근육을 한 가지만 꼽으라면 복사근이다. 복사근은 갈비뼈와 골반을 연결시키는 여러 복근 중에 몸통의 회전에 영향을 미치는 근육으로 외복사근은 늘어지고 내복사근은 짧게 단축된 분들이 너무 많았다. 이 부분은 복근에 대한 이야기를 할 때 좀 더 자세히 다루도록 하겠다.

천장관절,
요통과 골반통의 주요 원인

천골은 척주의 일부이다. 위에서부터 경추, 흉추, 요추, 천추로 연결되어 있다. 장골은 골반의 일부인데, 골반은 대야라는 뜻을 갖고 있다. 내장기와 생식기를 말 그대로 대야처럼 담고 있으며 장골, 좌골, 그리고 치골의 유합된 형태이다. 천골과 장골이 만나는 부위를 천장관절이라고 한다(그림 2-3).

네 발로 기던 인간이 두 발로 서게 된 상황을 잠시 상상해보자. 네발기기 자세로 어깨와 몸통의 안정성을 확보한 덕분에 드디어 일어서서 걷고 뛰게 되었다. 두 발로 서면 네 발로 길 때보다 넓은 시야를 확보하는 게 가능해진다. 그러나 얻는 게 있으면 잃는 게 생기는 것일까. 네발기기 자세에서는 큰 부담이 느껴지지 않던 허리부위에 많은 부하가 가해지는 상황을 맞게 된 것이다. 손을 자유롭게 쓸 수 있게 된 대신 어깨와 몸통 안정성은 어느 정도 포기해야만 하는 상황이 된 것이다.

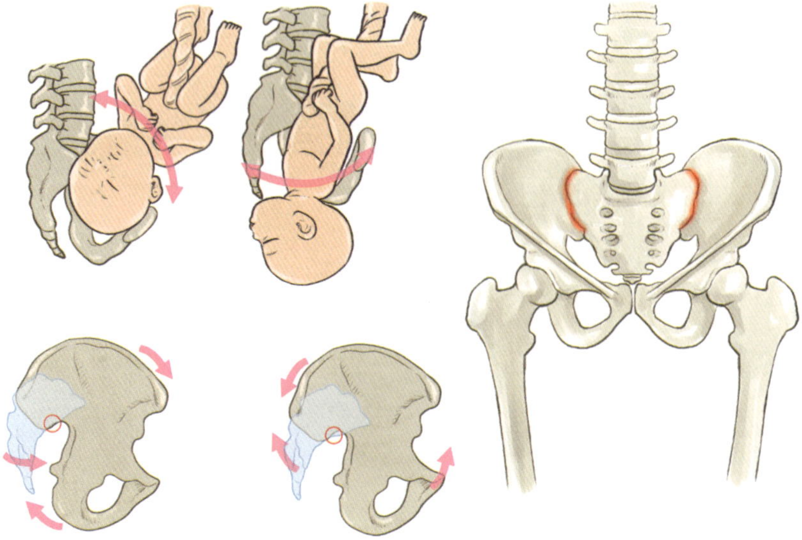

[그림2-3] 천장관절의 움직임. 특히 출산시 아기가 통과할 때 움직임이 커진다. 천골과 장골의 움직임을 통해 골반의 윗구멍이 넓어져 아기가 골반안으로 들어가고, 아랫구멍이 넓어져 바깥세상으로 나오게 된다.

만약 누군가 몸에 좋은 자세니 네발로 엎드려서 걸레질하는 자세를 취해 보라고 하면 어떤 생각이 들까? 5분도 안 되어 힘들다는 아우성이 터져 나올 것이다. 그만큼 현대인에게 이 동작은 오래 하기 힘든 일이 되어버렸다. 손목이 아파서 하기 힘들다는 분도 있지만 특히 네발기기 자세에서 어깨와 몸통안정화 훈련을 많이 힘들어 한다. 왜 그럴까? 이유는 간단하다. 손목의 가동범위 각도가 90도가 나오지 않기 때문이다. 아기 때에는 네 발로 하루 종일 기어 다녔는데도 불구하고 아프지 않던 손목과 몸이 성장함에 따라 두 발로 서면서 기능이 퇴화한 것이다(그림 2-4).

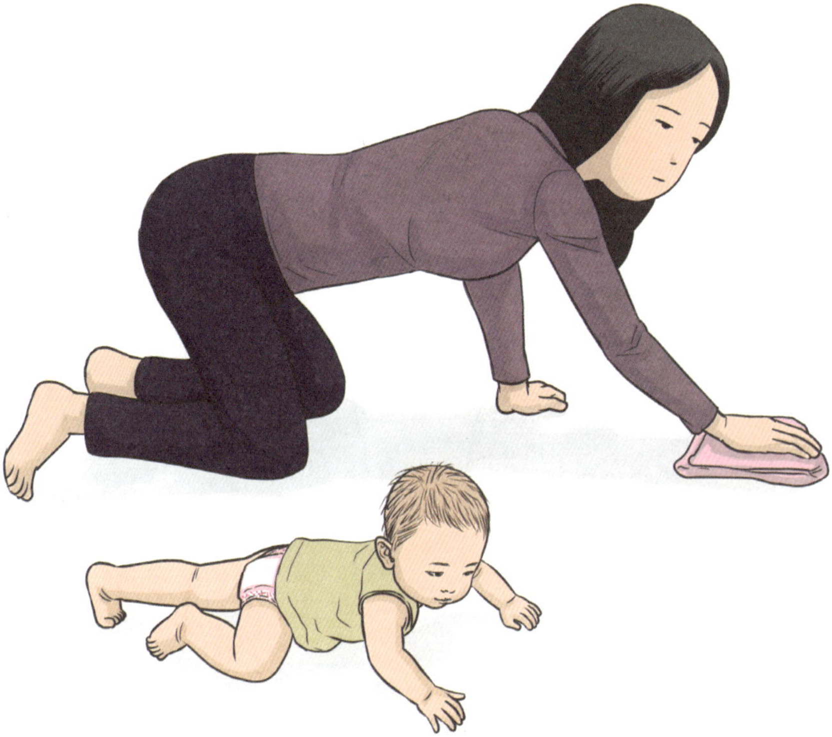

[그림2-4] 아기의 네발기기와 엎드려 걸레질하는 모습

평소 시간이 날 때마다 손목신전근과 손가락신전근에 자극을 주자. 손목굴곡근과 손가락굴곡근이 단축되어버린 생활습관에 신선한 변화가 생길 것이다. 발바닥에서 전달된 힘이 발목, 무릎, 엉덩관절을 따라 골반을 안정시키는 데 영향을 미치듯, 손바닥에서 전달된 힘은 손목, 팔꿈치, 어깨관절, 어깨뼈를 따라 척추와 몸통을 안정시키는 데 영향을 준다.

그리고 이런 변화는 궁극적으로 천장관절이 안정화되는 데 도움이 된다. 척추가 바로 세워져야 척추 뼈의 가장 아래 뼈인 천골이 골반의 장골과 잘 맞물릴 수 있기 때문이다. 천장관절이 불안정해지면, 골반저근육, 이상근, 장골근 및 복횡근, 내복사근과 함께 등허리근막 주변의 근육들도 과도한 긴장을 하게 되고 허리통증으로 이어질 수 있다(그림 2-5).

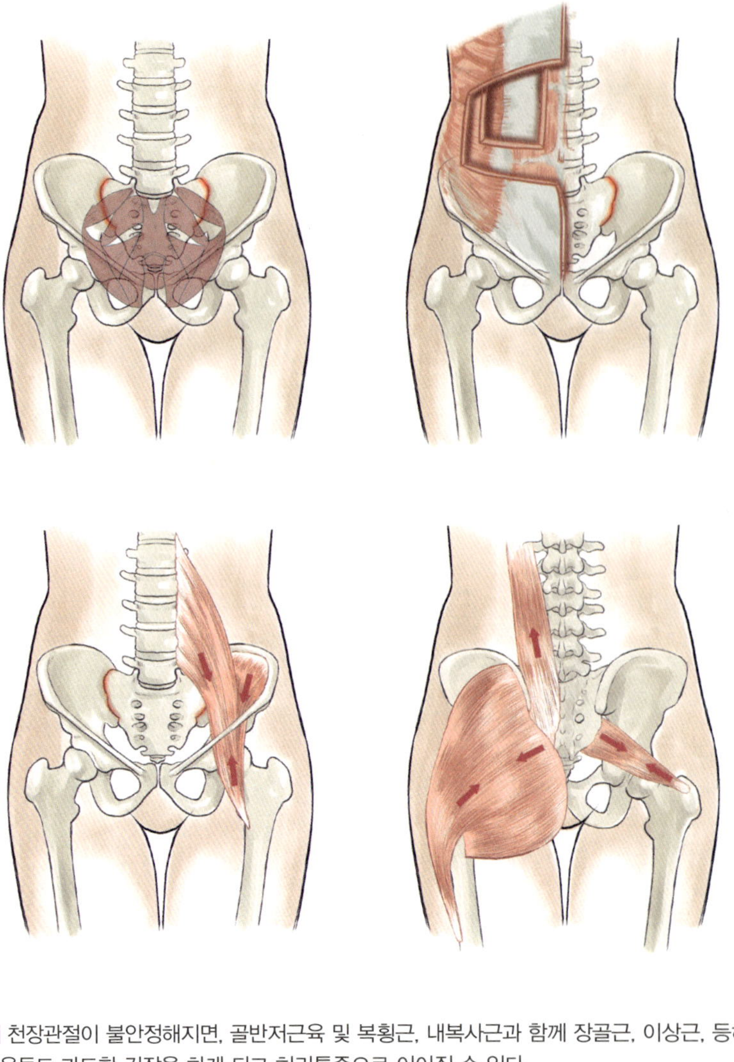

[그림2-5] 천장관절이 불안정해지면, 골반저근육 및 복횡근, 내복사근과 함께 장골근, 이상근, 등허리근막 주변의 근육들도 과도한 긴장을 하게 되고 허리통증으로 이어질 수 있다.

아기 낳기 전 즐겨 입던 청바지가 골반에 걸려 안 올라가는 이유는 아이를 낳으며 골반이 벌어졌기 때문이 아니라, 불안정한 천장관절의 안정성을 유지하기 위해 주변근육들이 과활성되어 있기 때문일 수도 있다. 과긴장되기 쉬운 내복사근을 이완시키고 길어지게 할 수 있는 내외복사근의 협응운동과 함께 천장관절의 안정성을 도모할 수 있는 움직임을 즐기면서 조금씩, 꾸준히 회복되어가길 바란다. 골반을 닫아준다는 무리한 요가자세나, 골반벨트로 묶어 조이게 되면 오히려 횡격막, 골반저근막, 복근근막, 등허리근막의 협응에 의한 복압조절 및 근막슬라이딩을 어렵게 할 수 있다는 것을 명심하자. 주변의 여러 건강 조언들을 판단할 수 있는 지혜를 얻기 위해서라도 몸 공부가 필요한 이유이다(그림 2-6).

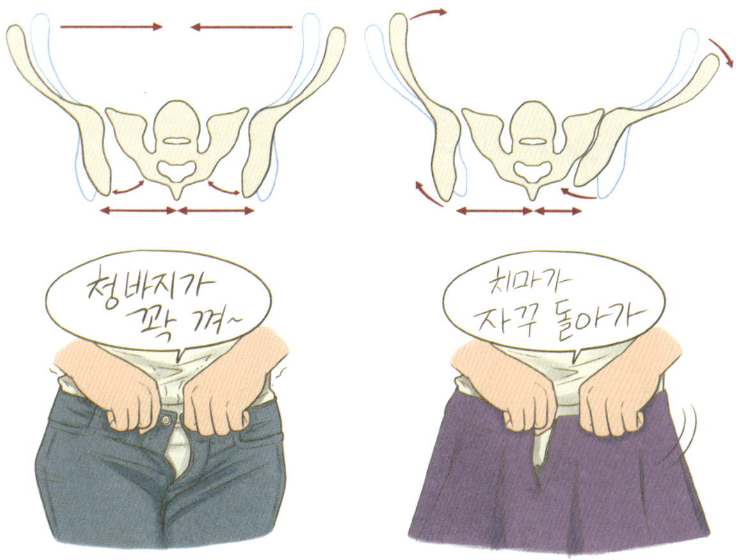

[그림2-6] 아기 낳기 전 즐겨 입던 청바지가 골반에 걸려 안 올라가는 이유는 아이를 낳으며 골반이 벌어졌기 때문이 아니라, 심부의 몸통안정화근육이 제대로 작동되지 못하기 때문일 수 있다. 골반이 틀어졌다고 느끼거나 치마가 돌아가는 이유도 마찬가지이다.

횡격막,
이너피스의 시작

횡격막은 가슴과 배를 나누는 근육으로 위로는 흉강, 아래로는 복강이라는 공간으로 구분해준다. 그리고 횡격막이 수축과 이완함으로서 흉강과 복강의 압력을 조절해준다. 횡격막은 대단히 독특한 구조를 하고 있는데 얼핏 보면, 근육이 아닌 것 같기도 하다(그림 2-7).

횡격막이 경이로운 이유는 생명체의 진화과정을 보여주기 때문이다. 물속에서 살던 생명체가 지상으로 올라오면서 호흡 패턴을 바꿔야 했는데, 이 과정에서 폐를 팽창시키기 위해 흉강의 압력을 낮추어 바깥에서부터 공기가 들어올 수 있게끔 만들 필요가 있었다. 폐를 확장시켜 더 많은 공기를 몸 안에 들어오게 하고 가스교환이 이루어지다보니, 복강에 있던 장기들이 흉강에서 형성된 음압에 의해 밀려올라갈 수밖에 없었던 것이다. 이것을 방지하기 위해 흉강과 복강이 분리되었는데, 이때의 형태가 중심건(central tendon)이라는 흔적으로 우리 몸에 남아 있다. 이 내용에 끌리는 분들은 심상운동가인 에릭 플

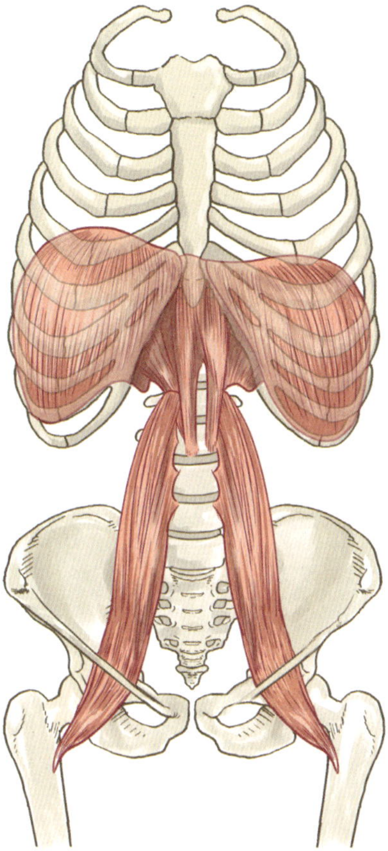

[그림2-7] 횡격막의 부착위치. 갈비뼈 7~12번의 안쪽 연에 부착되어 돔 형태를 이루어 요추부에 다리(crus)라는 근육으로 연결되어 안정화를 이룬다. 횡격막이 수축하고 이완 스트레칭하여 올라갈 때 요추부가 안정적으로 지지해주어야 하는 이유이다. 즉, 숨을 내쉬면서 횡격막이 스트레칭되도록 하면서 만세 동작을 취할 때 등허리가 뒤로 꺾이지 않도록 주의해야 한다.

랭클린의 저서 《호흡》을 살펴보기 바란다. 다른 서적들에 비해 쉽고 간결하게 떠올릴 수 있도록 호흡에 관여하는 근육들을 소개해준 책이다.

돔 형태의 횡격막은 흉강과 복강을 나누어서 압력을 조절하는데, 우리 몸에서 횡격막과 비슷한 구조를 지닌 근육으로는 내장기를 받치고 있는 골반저근육이 있다. 횡격막 위쪽으로는 심장과 폐가 있다. 횡격막이 수축해서 아래로 내려가면 심장과 폐는 엘리베이터를 타듯 함께 움직인다. 횡격막은 의식적으로 조절되는 수의근(의식적으로 수축과 이완을 조절하는 체성신경계의 조절을 받는다_저자 주)이지만 실제로는 자율신경계의 영향도 받는다. 특별히 우리가 의식적으로 움직이지 않아도 스스로 움직이는 것이다(그림 2-8).

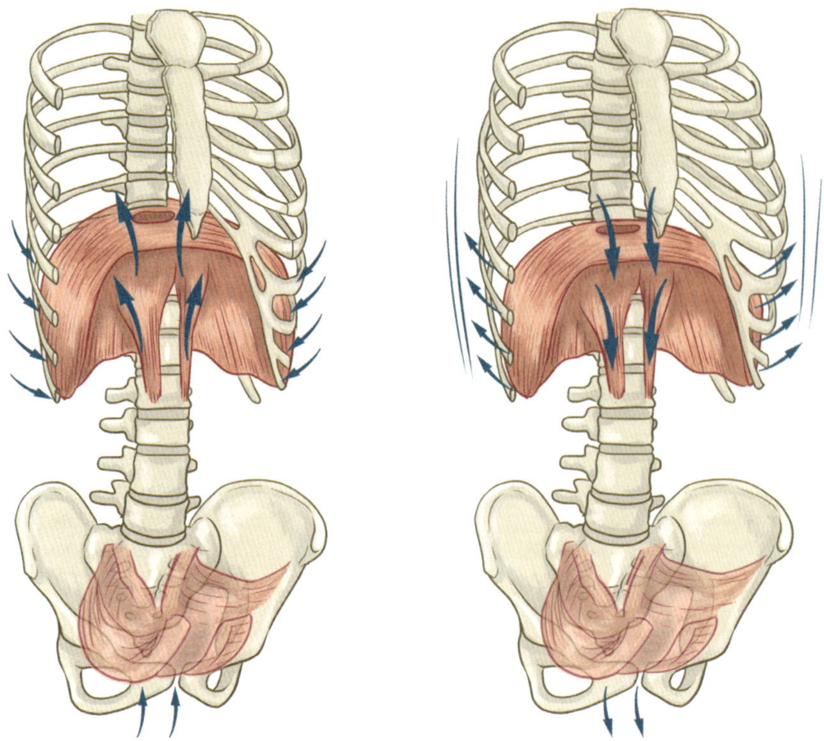

[그림2-8] 횡격막 호흡은 흉복식 호흡으로 횡격막, 골반저근육, 복근근막, 등허리근막의 협응에 의한 코어운동이다.

스트레스를 받아 교감신경이 항진되거나, 복근을 만들기 위해 복근을 쥐어짜는 운동으로 딱딱해진 경우, 복부비만이 심하거나 태아의 성장에 따라 자궁이 갈비뼈 위로 확장되어 올라간 임산부의 경우, 횡격막이 수축해서 내려가기 어려워진다. 골반저, 복근근막, 등허리근막, 그리고 내장기에서 근막슬라이딩이 일어나기 힘들어지기 때문이다. 숨을 들이마실 때 횡격막이 수축을 해도 내려가지 않는다면, 횡격막 근육이 수축하면서 갈비뼈를 앞쪽으로 튀어나가도록 변형시킨다.

흉곽의 모양이 찌그러지면 다른 근육들에 영향을 끼친다. 호흡과 함께하는 자연스러운 갈비뼈의 회전도 어려워져서 갈비뼈가 연결된 흉추 부위부터 문제가 발생되기 쉽다. 호흡이 척추의 정렬에 영향을 미칠 수 있는 것이다. 척추측만증을 치료하는 선생님들이 호흡훈련부터 정성을 들이는 이유이다. 뿐만 아니라, 갈비뼈에서부터 골반과 연결되는 근육의 길이에도 영향을 미쳐 엉덩관절, 무릎관절, 발목관절을 따라 발바닥에까지 영향을 미칠 수 있다. 족저근막염 치료에 있어서 발바닥에만 집중하지 않는 이유이다.

이렇게 어려운 이야기를 이곳에서 하는 이유는, 몸의 통증이 심해지는 악순환에 시달리기 전에 내 몸과 마음이 잘 소통할 수 있도록 보살피는 시간을 갖기를 바라는 마음에서이다. 이너피스를 즐기는 횡격막 호흡이 질 좋은 움직임 습관의 시작이다.

https://youtu.be/CtexBoengEU
횡격막 호흡 설명 영상

골반저근육,
장기를 떠받치는 영웅

골반저근육은 골반의 바닥을 이루는 근육이다. 이 근육들은 앞쪽으로는 치골결합 부위에서 뒤쪽으로는 꼬리뼈에 연결되며, 앉을 때 닿는 뼈인 좌골결절에 부착되어 있는데 마치 해먹처럼 장기들을 떠받들고 있다. 방광과 자궁, 직장은 근막적으로 골반저근육과 연결되어 서로를 지지해주는 구조인데, 횡격막수축에 의한 복강내압 조절 및 내장기들의 움직임에 따라 골반저근막의 탄성이 영향을 받게 되기에 방광, 자궁, 직장의 구조적 지지도 영향을 받을 수밖에 없다. 복강내압은 횡격막, 골반저근막, 복근근막, 등허리근막의 협응에 의해 조절되기 때문이다(그림 2-9).

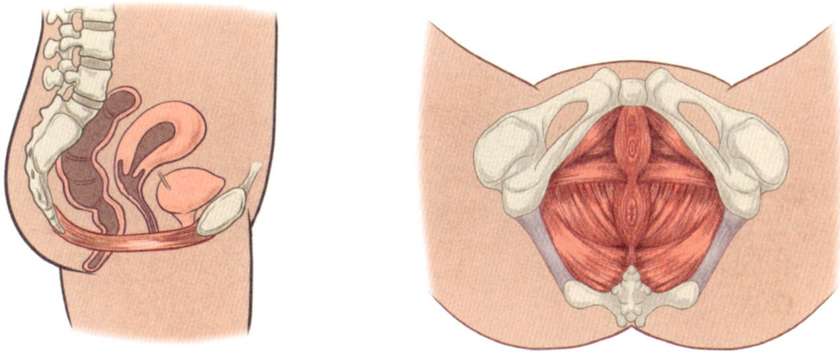

[그림2-9] 골반저근육

골반저근육은 세 개의 층으로 이루어져있는데, 가장 안쪽에 위치한 항문거근(ievator ani)은 자세를 유지하는 데 꼭 필요한 근육이기에 적절한 근 긴장도는 좋은 자세를 조절하는 데 무척 중요하다. 이 근육이 약해지면 밑이 빠질 것 같은 골반 통증을 유발하기도 한다(그림 2-10). 골반저근육의 가장 바깥층의 앞부분은 회음부라고 불린다. 대변을 참을 수 있게 해주는 항문괄약근이 존재하는 근육층이며 성적 만족감을 느끼게 하는 골반저근육 부위이기도 하다(그림 2-11).

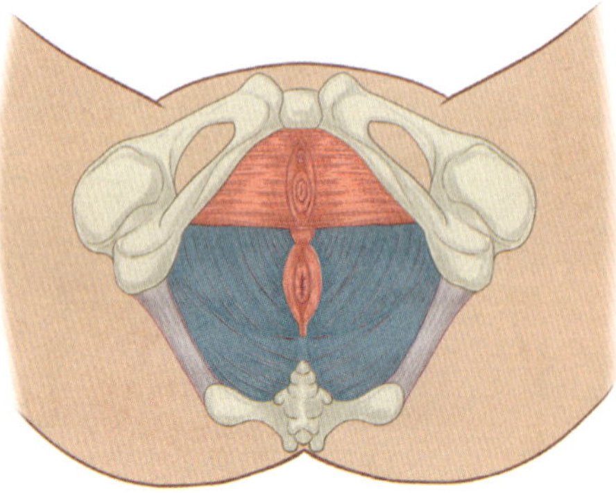

[그림2-10] 항문거근. 골반저근육의 가장 안쪽에 위치

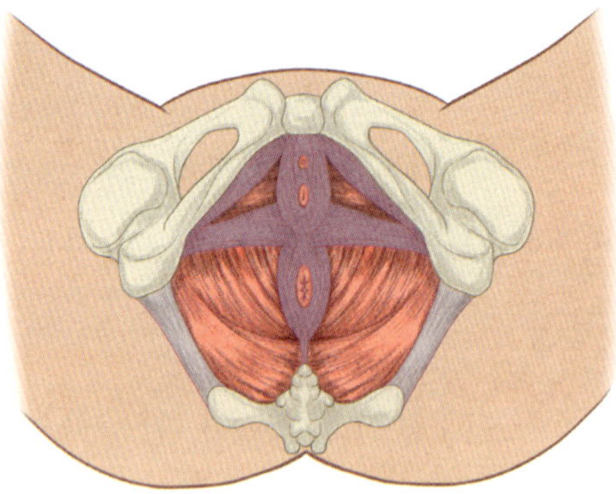

[그림2-11] 회음부. 골반저근육의 가장 바깥쪽에 위치

골반저근육 트레이닝을 할 때 '오줌참기, 똥참기'라는 표현을 쓸 수밖에 없는 이유도 가장 바깥쪽 근육을 살짝 수축해서 괄약근을 조여 안쪽으로 끌어올리는 훈련만이 골반저근육 수축훈련을 알아차리도록 돕는 방법이기 때문이다. 하지만, 골반저근육은 여러 부위에 부착된 해먹과 같은 구조이기에 다양한 방향으로 수축과 이완, 그리고 스트레칭 운동이 필요하다.

단지 조여서 끌어올리는 운동법인 케겔운동(kegel exercises)을 넘어서야한다는 의견이 지배적이다. 근육이 장기를 적절히 받쳐주지 못한다고 느낄 때, 두려움에 의해 교감신경계가 항진되어 있을 때, 횡격막 호흡이 잘 안될 때, 복부가 딱딱할 때 골반저근육이 과도하게 수축되어 이완되지 못해 약해지는 경우도 있기 때문이다. 근육은 적절한 긴장도와 길이를 유지하여 탄성이 있을 때 강하다고 한다. 길게 늘어져 있을 뿐만 아니라 짧게 긴장되어 있을 때에도 근육은 약하다. 일을 제대로 해내지를 못한다.

골반저근육이 길게 늘어져서 약할 때에는 재채기하다가 오줌이 찔끔 나온다거나, 줄넘기를 하다가 오줌을 지리기도 한다. 반면에 골반저근육이 짧게 긴장되어 있는 경우엔 밤에 자주 소변을 보러 간다거나, 꼬리뼈 통증이 느껴지거나, 전반적으로 묵직한 골반통증에 시달리거나, 극심한 피로감을 느끼는 현상이 생기기도 한다. 물론, 이러한 증상들은 섞여있다. 천편일률적으로 골반저근육이 약하니 골반저근육 강화운동을 해야 한다고 생각하지 않기를 부탁드리고 싶다.

근육은 잘 늘어나야 잘 수축하며 원활한 근막슬라이딩이 이루어질 때 고유수용감각에 의해 수축과 이완을 더욱 잘 해낼 수 있기 때문이다. 골반저근육은 눈치껏 감당해야하는 일들이 너무나 많다. 장기들을 잘 받쳐야하는 것은 물론, 대소변을 볼 때는 잘 이완시켜야 한다. 아기를 낳을 때도 마찬가지다.

특히 여성들이 출산 이후 이러한 불편감을 많이 느끼는데, 흔하기 때문에 정상이라고 생각해서는 안 된다. 아이를 낳았기에 어쩔 수 없이 감수해야 하는 일로 여기지 않기를 바란다.

임신, 출산을 겪은 여성들은 복강내압 조절의 실패로 요실금, 자궁하수증, 치질 등에 노출되기 쉬워진다. 회음부절개수술로 인해 생긴 상처로 인한 근막 유착이라는 후유증에 대해서도 깊이 생각해봐야한다. 회음부절개수술을 되도록 피할 수 있다면 좋겠지만 피할 수 없는 상황이라면 골반저근육의 탄성력을 높이는 운동을 더욱 열심히 해주는 것이 좋다. 골반저근육도 다른 근육들처럼 플라이오메트릭 트레이닝이 필요하다. 골반저의 이완훈련부터 싱크대 앞에서 즐길 수 있는 운동법까지 이 책에 소개된 이론과 실습내용을 우리의 삶에 녹여낼 수 있기를 바란다.

복근,
횡격막 호흡의 조력자

갈비뼈와 골반을 연결해주는 여러 근육과 근막 중에 반드시 짚고 넘어가야 하는 것이 바로 복근이다. 횡격막 호흡이 가능한 것은 복부에 뼈가 없어서인데, 움직임에 제한이 없기에 풍선처럼 늘어났다 줄어들었다 할 수 있다. 복근 근막의 협응이 없다면 횡격막의 하강에 맞추어 복강을 적절히 팽창시키지 못할 것이다. 자연스러운 호흡이 가능한 것도 숨을 들이마실 때 횡격막의 하강에 맞춰 장기들의 공간을 넓히기 위해 골반저근막, 복근근막, 등허리근막이 힘 있게 늘어나주는 덕분이다.

복근은 여러 층으로 겹쳐져 있는데, 가장 안쪽부터 복횡근, 내복사근, 복직근, 외복사근으로 구성되어 있다. 장기들을 보호하고 호흡과 자세를 안정적으로 유지하고, 충격을 흡수하고 전달하는 등 다양한 기능을 수행한다(그림 2-12).

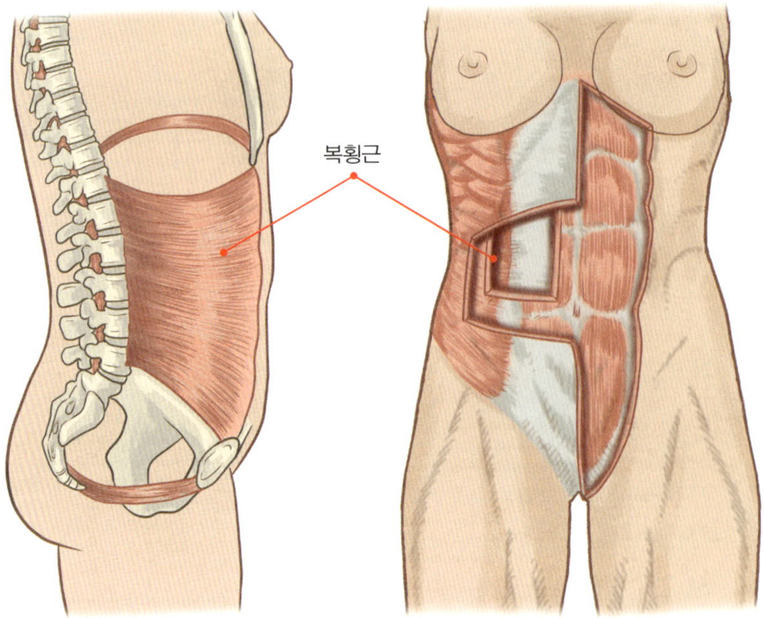

[그림2-12] 복부의 근육들

외복사근과 내복사근 모두 숨을 강하게 내쉴 때 갈비뼈를 아래로 잡아당기는 역할을 한다. 숨을 들이마실 때는 원심성 수축(근육의 길이가 늘어나면서 힘을 쓰는 것으로 근막이 힘 있게 늘어나면서 가능하다_저자 주)을 하며 움직일 때 몸통을 회전시키는 기능도 갖고 있다.

복근근막을 구성하는 가장 심부에 위치한 복근인 복횡근은 등허리근막에서부터 시작된다. 위쪽으로는 횡격막, 아래로는 골반저근육과 기능적으로 연결되어 있기에 함께 수축하게 되는데 숨을 들이마실 때는 길게 늘어나면서 원심성 수축을 하고, 숨을 내쉴 때는 내장기들을 안쪽과 위쪽으로 이동하게 해준다. 숨을 더욱 길게 내쉴 때는 다른 복근들과 함께 구심성 수축(근육의 길이가 짧아지면서 힘을 쓰는 것_저자 주)으로 안쪽과 위쪽으로 내장기들을 밀어 올린다. 이때 횡격막이 밀려 올라가며 스트레치 되는 것이다.

코어안정성에 관여한다고 알려진 네 가지 근육으로 횡격막, 골반저근육, 복횡근과 함께 다열근(등허리근막을 이루는 근육 중 가장 심부에 위치한 근육으로 척추 안정성에 중요한 근육_저자 주)을 들 수 있다.

이러한 심부코어근육들이 바로 호흡을 할 때 가장 핵심이 되는 근육들이다. 숨을 들이마실 때 횡격막은 구심성 수축을 하면서 하강하고 골반저근육과 함께 복횡근은 원심성수축을 하면서 다열근까지 그 힘이 전달된다. 숨쉬기만 제대로 잘 해도 24시간 코어운동을 즐길 수 있는 셈이다. 저강도의 코어운동을 일상에서 꾸준히 즐기길 바란다.

기본적인 숨쉬기 운동이 되어 있지 않은 상태에서 척추를 안정화시키려고 일부러 복부 근육들을 쥐어짜면 코어조절능력이 떨어질 수 있다. 횡격막, 골반저, 복근근막, 등허리근막으로 이루어진 복강내압(intra-abdominal pressure)의 조절력을 잃게 될 위험이 있으니 무작정 강도 높은 운동을 하기보다 몸을 잘 살피는 습관부터 시작하자.

복강내압 조절에 실패할 경우 어떤 일이 생길까? 복직근이개(diastasis recti)와 배꼽탈장이 일어날 수 있다. 물론 여성호르몬에 의한 근막의 약화, 임신 또는 복부비만이라는 조건들과 함께 말이다.

골반저근육, 복횡근, 다열근의 우선적 수축으로 복강내압을 조절해서 윗몸일으키기, 플랭크 등을 즐길 수 있어야 하는데 내복사근이 주력이 되어 힘을 쓰게 될 경우 내복사근과 함께 복근들이 덩어리로 수축하게 된다. 근막슬라이딩이라는 심부근육부터의 우선수축이 일어나지 않는 것이다.

심부의 복횡근부터의 우선수축에 의한 근막슬라이딩에 가장 천층의 복근근막을 덮어주는 외복사근까지의 협응이 일어나야하는데, 내복사근이 두꺼워지면서 덩어리로 복근들이 수축함으로서 좌우의 복직근 사이에 위치한 백선(linea alba. 복횡근, 내복사근, 복직근, 외복사근이 연결되는 근막_저자 주)을 잡아당겨 벌어지게 한다. 백선이 벌어지는 것이 복직근이개다. 복직근이개는 복근근막슬라이딩이 실패한 결과인 것이다(이에 대한 자세한 내용은 캐나다 물리치료사인 다이안 리의 저서 《Diastasis rectus Abdominis》를 참고하기 바란다. 실시간 초음파 영상을 통해 복직근이개를 경험한 여성들의 다양한 복근근막슬라이딩의 실패를 살펴볼 수 있다. 그녀의 웹사이트 www.learn.dianelee.ca에서 온라인 코스로 공부할 수도 있다_저자 주)(그림 2-13).

복근근막 중 가장 천층에 위치한 외복사근에 주목하자. 외복사근은 복직근 위에서 근막으로 복직근을 덮어주어 백선이 벌어지는 것을 보호한다. 갈비뼈에서부터 장골로 복부근막의 가장 바깥쪽을 감싸고 있기 때문이다. (그림 2-14)

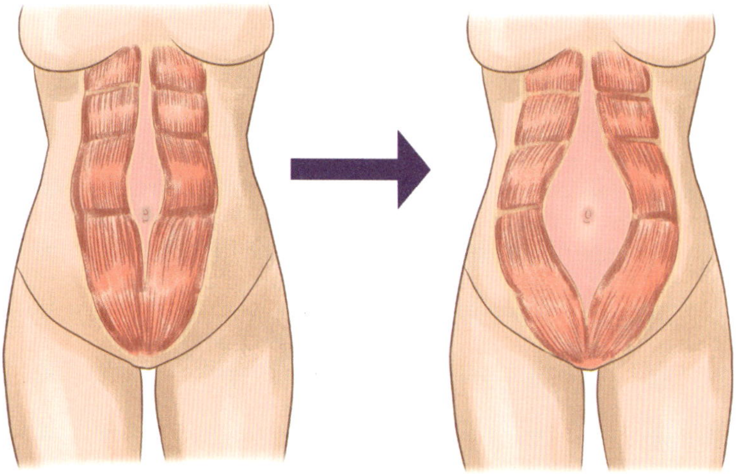

[그림2-13] 백선과 복직근이개

그런데 흉곽이 찌그러지고, 갈비뼈가 들뜨게 되면 외복사근을 효율적으로 사용하지 못하게 된다. 만세동작을 취할 때 습관적으로 등을 뒤로 젖히거나 등에서 통증을 느끼기도 한다. 문제는 여기서 끝나지 않는다. 외복사근과 근육의 부착점이 연결되어 근막적으로 그 힘이 전달되는 전거근(serratus anterior)까지 영향을 미치기 때문이다. 전거근은 갈비뼈에서부터 어깨뼈로 부착되어 어깨 안정성에 기여한다. 어깨뼈는 경추와 흉추, 그리고 갈비뼈에 근육으로만 연결되어 있는데, 전거근이 제대로 기능하지 못하면 어깨뼈의 안정성이 떨어져서 어깨뼈를 척추와 갈비뼈에 연결해주는 근육들이 항상 긴장하게 된다. 목, 어깨, 등에 걸쳐 불편감이 생기는 것이다.

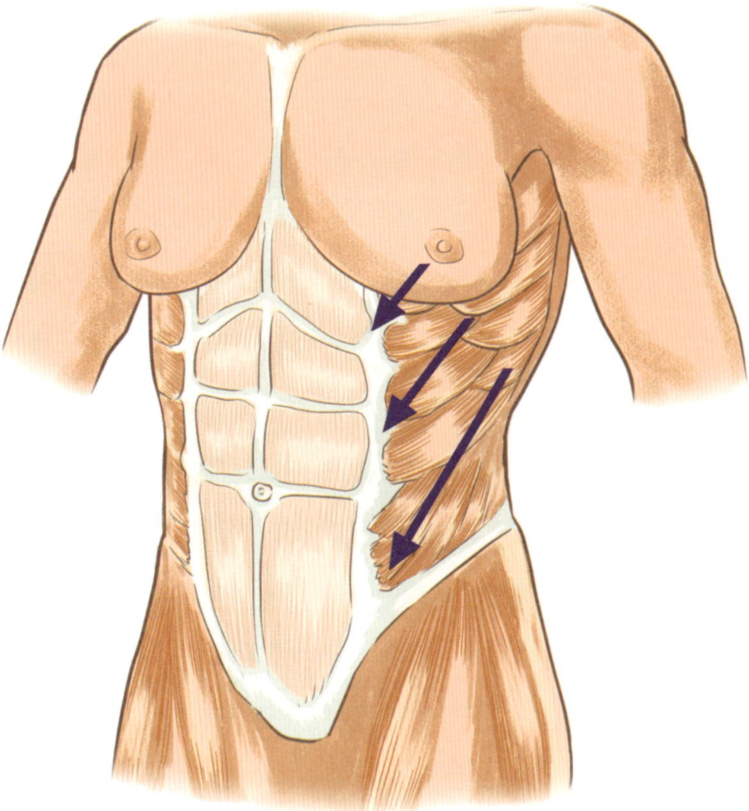

[그림2-14] 우리몸의 근막-외복사근이 근막적으로 백선을 덮고있다. '흐음~'내쉬는 호흡에 몸통을 회전 시키는 사선의 움직임을 일상에서 즐길 수 있기를 바란다.

이런 경우 전거근과 외복사근을 함께 깨워주는 운동법이 좋다. 호흡과 함께 내복사근은 늘려주면서 외복사근과 전거근을 동시에 활성화시킬 수 있는 웰빙밴드를 활용한 운동법은 운동 편에 소개된 동작을 참고하면 도움이 될 것이다. 발바닥과 함께 손바닥을 닫아주어 질 좋은 움직임을 즐겨보자(그림 2-15).

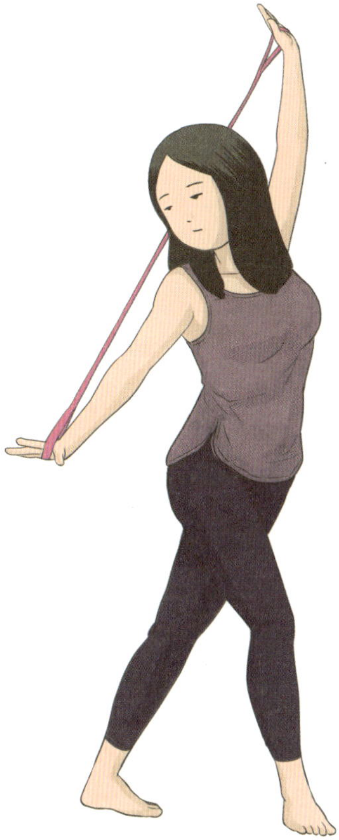

[그림2-15] 몸통을 회전시키는 사선의 움직임. '흐음~'하며 횡격막이 스트레치될 때 뻗어내기

등허리근막, 허리통증을 줄이는 법

횡격막의 수축과 이완, 스트레칭에 맞춰 골반저근막, 복근근막, 등허리근막의 협응에 의해 복강내압을 조절하는 것이 몸통 안정화, 즉 자연스러운 코어운동이다. 적절히 복강내압을 조절하며 척추뼈의 안정을 유지하려면 골반저근육과 복횡근의 힘이 척추뼈의 극돌기 쪽으로 연결되면 좋다. 척추뼈의 횡돌기에 크고 힘이 센 근육들이 자리 잡고 있고 근막 또한 발달되어 있다. 그래서 갑자기 강한 힘을 주면 횡돌기 쪽에 위치한 근육의 근막들로 힘이 전달되면서 척추뼈를 회전시킨다. 척추뼈가 불안정해지기 쉬워지는 원인이다(그림 2-16).

이때 웰빙밴드를 허리 뒤에 두르면 효과적이다. 복횡근이 수축될 때 전달되는 힘이 근막을 따라 척추뼈의 극돌기 쪽으로 연결되도록 돕기 때문이다. 횡돌기에 위치한 큰 근육들의 근막으로 힘이 가해지면 대요근이나 요방형근이 자극되고 척추뼈가 한쪽으로 회전하면서 허리에 통증이 생길 수도 있다.

척추의 안정성이 떨어져 추간판탈출증 등의 위험성도 높아진다.

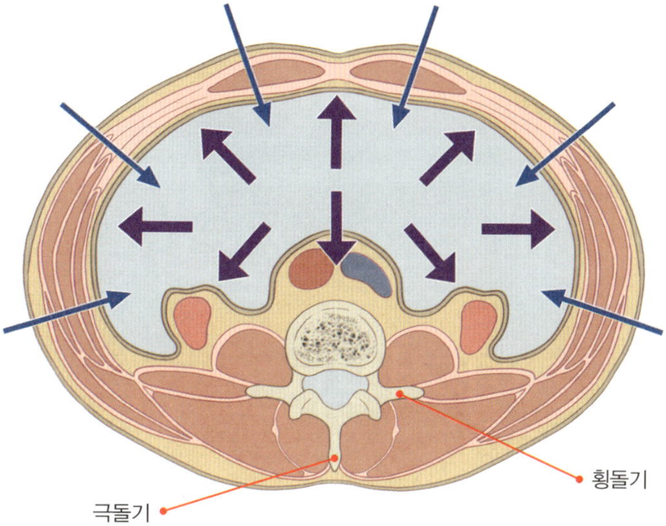

[그림2-16] 척추뼈의 극돌기로의 근막적 힘의 연결에 의한 복강내압의 형성을 통해 몸통 안정화를 이룬다.

허리통증을 완화하는 근육 마사지로는 근본적인 해결이 되지 않는 이유가 바로 여기에 있다. 근본적으로 통증을 유발하는 잘못된 습관을 바꿔야 한다. 그러기 위해선 근육을 수축하라고 신호를 주는 뇌를 변화시켜야 한다. 질 좋은 움직임을 해야 하는 이유는 좋은 감각피드백을 끊임없이 뇌에 전달하기 위해서다.

PART 3

내 몸을 살리는 횡격막 호흡

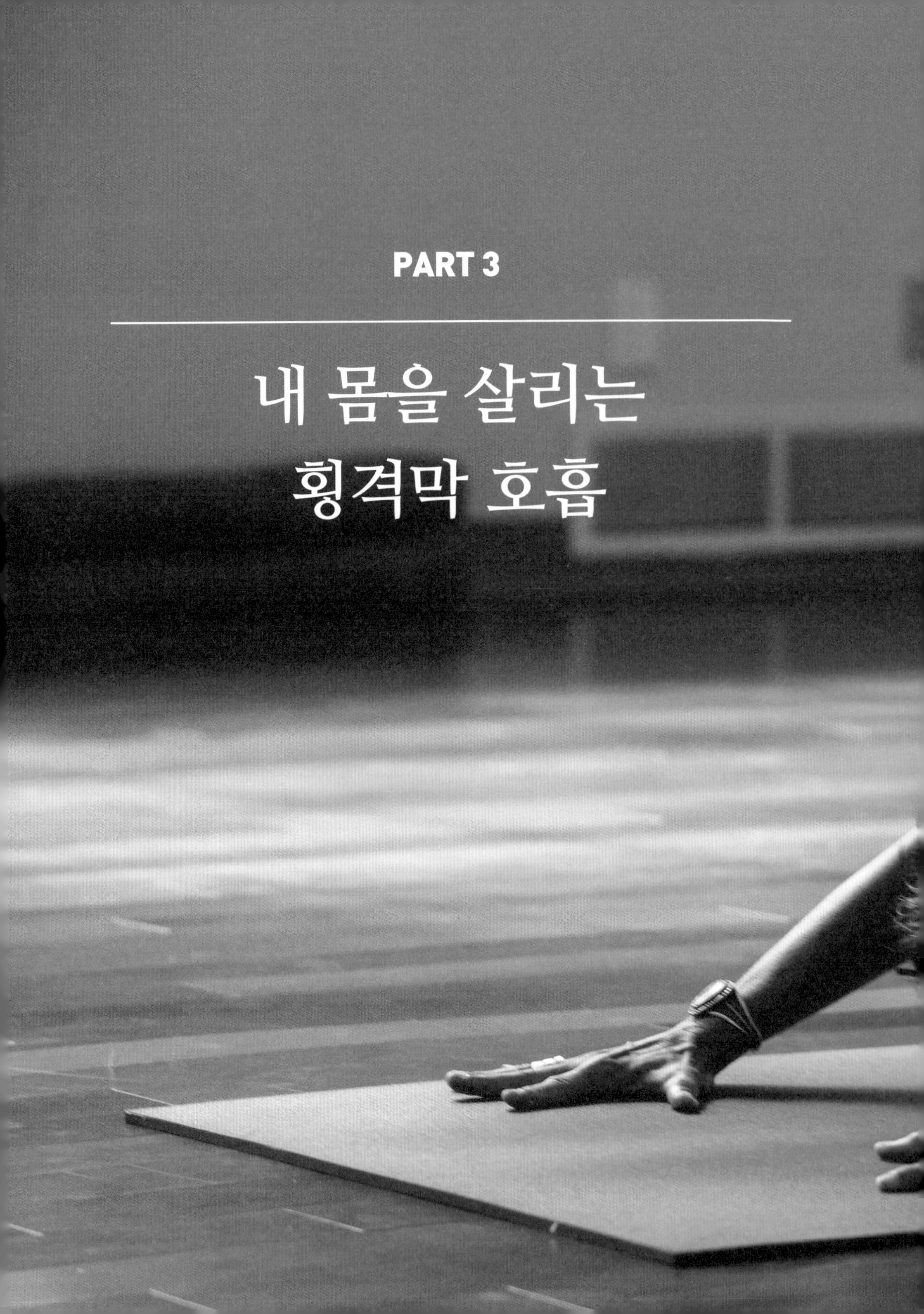

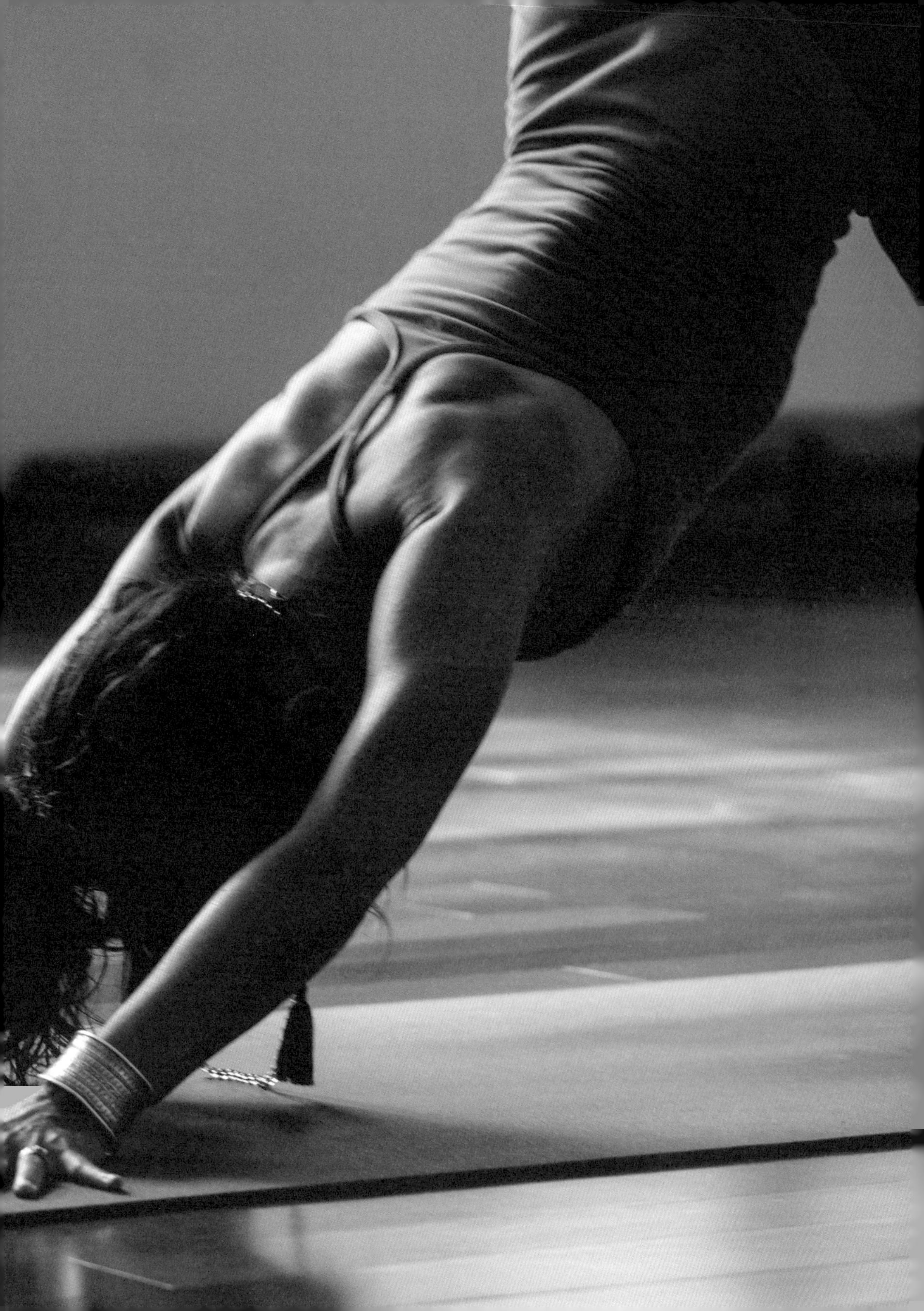

횡격막 호흡이
내 몸을 살린다

돔 형태의 횡격막은 흉강과 복강을 나누어서 압력을 조절한다. 숨을 쉬고 자세를 유지하는 것은 물론 힘을 쓸 때도 필요한 근육이다. 횡격막 위쪽에는 심장과 폐가 있는데 횡격막이 수축해서 아래로 내려갈 때 함께 움직인다. 횡격막은 의식적으로 움직일 수 있지만 미주신경(부교감신경)의 지배도 받기에 의식적으로 노력하지 않아도 음식을 삼킬 때, 말을 할 때, 노래할 때, 편안하게 숨을 쉴 때 자연스럽게 움직인다. 횡격막 아래에 자리 잡은 위에서 음식이 역류하지 않도록 조절하는 것도 횡격막이 지닌 특별한 기능이다. 이뿐만이 아니다. 성대결절이나 위식도역류염 치료에 횡격막 호흡법을 권장할 정도로 다양한 역할을 하고 있다.

횡격막 단축으로 생긴 경직을 풀어주려면 숨을 조절해서 길게 내쉬기를 반복하는 것이 도움이 된다. 병에 물을 반쯤 채우고 빨대를 꽂는다. 빨대를 입에 물고 물이 바깥으로 튀지 않게끔 길게 숨을 불어내는 방식이다. 이 연습은 횡격막을 늘리는 데 도움이 되는데 근육은 잘 늘어나야 수축도 잘 된다. 횡격막이 잘 수축하여 복강으로 내려가 흉강이 팽창되어 압력이 낮아지면 심장으로는 혈액이, 폐로는 공기가 잘 들어온다. 질 좋은 호흡이야말로 원활한 정맥혈 회귀의 시작인 셈이다.

돌아오는 혈액량이 많으면 심장에서 내보는 혈액량도 늘어난다. 심장근육도 골격근과 마찬가지로 잘 늘어나야 잘 수축할 수 있기에 정맥혈회귀된 혈액량이 많아질수록 박출량도 더욱 많아진다. 심장의 펌프질이 건강할수록 심장근육과 동맥혈관에 탄력성이 생기고 폐의 순응력(compliance)도 커진다. 몸에 영양분과 산소를 공급해서 에너지를 만드는 것을 돕고 그에 따른 부산물을 청소하는 이 모든 것이 횡격막에 달려 있는 것이다!

호흡을 통해 횡격막이 수축될 때에는 흉강과 복강의 부피가 동시에 풍선처럼 팽창된다. 숨을 들이마시면 수축해서 내려오는 횡격막에 의해 복부 장기들이 밀려나가는 것을 지지하기 위해 골반저근막, 복근근막, 등허리근막까지 힘이 가해지면서 바깥으로 늘어나고 숨을 내쉬면 이 근육들의 수축으로 안쪽으로 되돌아온다. 원심수축과 구심수축이 반복되는 깊고 느린 횡격막 호흡을 즐기다보면 내장기의 근막슬라이딩이 일어나는 동시에 미주신경이 활성화된다.

최근 이런 근막의 기계적 자극이 세포에 직접적으로 전달되어 유전자에까지 영향을 미친다는 연구물들이 발표되고 있다. 교감신경이 과도하게 활성화되어 만성적으로 근막이 긴장하게 되면 유착이 발생하거나 심각한 경우 세포분열과 재생에까지 영향을 미쳐 암세포의 성장을 촉진한다는 것이다. 연구에 따르면 부교감신경계의 항상성 조절 능력이 세포가 암으로 전환되는 것을 막을 수 있다고 한다.

우리 몸 안의 내장기들은 직접적으로 부교감신경인 미주신경의 지배를 받고 있다. 횡격막 호흡을 온전히 즐길 때 미주신경을 더욱 활성화시킬 수 있다. 미주신경에 대해 좀 더 자세히 알아보자.

미주신경과의 연관성

1975년에 출간된 이후 전 세계 13개의 언어로 번역되어 심신의학 분야 서적의 정전으로 자리 잡은 하버트 벤슨(Herbert Benson)의 저서 《이완반응》(개정판. 허버트 벤슨 저, 양병찬 역, 페이퍼로드, 2020)에서 저자는 이완반응을 다음과 같이 설명한다.

'불안증이나 스트레스를 어떻게 해결하는 것이 바람직할까? 이완반응을 규칙적으로 촉발함으로써 행동을 바꾸면 된다. 만약 이완반응을 규칙적으로 촉발함과 동시에 일상생활의 일부로 장착한다면, 당신의 교감신경계를 활성화하는 상황은 교감신경계의 활성을 감소시키는 과정에서 상쇄될 것이다. 어렵게 생각할 것 없다. 여러 개의 선천적 메커니즘 중 하나(이완반응)를 이용하여, 또 다른 선천적 메커니즘의 효과(투쟁-도피 반응)를 상쇄하면 그만이다.'

앞에서 근막슬라이딩 존의 신체내부수용감각을 섬엽에서 어떻게 받아들이는가에 따라 투쟁-도피 반응을 보일 것인지, 이완반응으로 대처할 것인지 제대로 느낄 수 있다고 설명했다. 여기에선 내장기의 신체내부수용감각의 정보를 섬엽으로 보내는 여러 감각신경 중 미주신경의 기능에 대해 말하고자 한다.

우리 몸은 자극에 대해 반응하고 적응하면서 살아간다. 반응이 느리면 생존에 불리할 수밖에 없기에 좀 더 반응을 빨리하는 방향으로 신경계가 발달했다. 신경계는 크게 중추신경계와 말초신경계로 나뉜다. 중추신경계인 뇌와 척수는 말초신경계로부터 받은 자극정보를 통합하고 처리하여 다시 말초신경계에 반응명령을 내린다.

말초신경계는 체성신경계와 자율신경계로 나뉜다. 체성신경계는 수의근인 골격근을 조절하는 신경계, 자율신경계는 불수의근인 심장, 폐, 내장, 혈관 등을 조절하는 신경계로 교감신경계와 부교감신경계로 나뉜다.

교감신경계는 투쟁-도피반응을 주도하는 낮신경, 부교감신경은 이완-회복반응을 주도하는 밤신경으로 생각하면 이해하기 쉽다. 교감신경계는 주로 흉추와 요추부위에 신경절이 분포되어 있고 부교감신경계는 뇌신경의 일부와 천수신경으로 분류된다. 여기까지 읽으면서 어지럼증을 느낀다면 조금만 참자. 우리의 주인공 미주신경이 드디어 등장할 차례이기 때문이다.

미주신경(vagus nerve)은 부교감신경계에 속하는 뇌신경 중 10번 신경을 말한다. 미주(vagus)라는 이름이 붙은 이유는 머리부터 내장기까지 내려가기에 방랑자라는 의미로 붙여졌다. 이렇게 미주신경은 횡격막을 뚫고 지나가며 횡격막에서 감각정보를 받기도하고 운동명령을 내리기도 한다. 내장기까지 방랑하며 내려간 미주신경은 내장기에 운동명령을 내리는 운동신경이 20퍼센트, 감각자극을 감지해서 뇌로 전달하는 감각신경이 80퍼센트를 차지한다고 한다. 그래서 내장기를 제 2의 뇌라고 부르나 보다. 내장기의 감각정보를 뇌는 즉각적으로 알아차리고 명령을 내릴 수 있기 때문이다(그림 3-1).

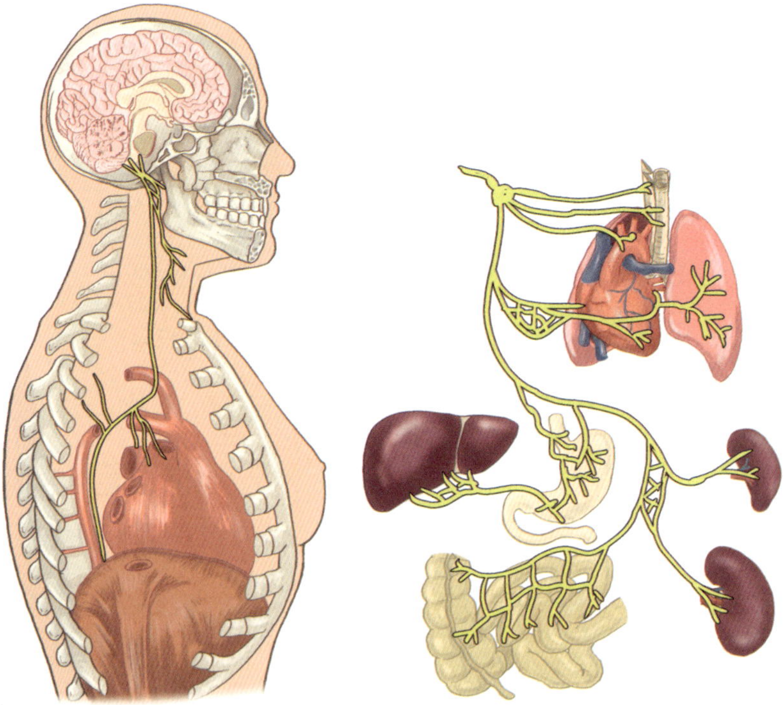

[그림3-1] 미주신경은 말초신경계로 분류되는 자율신경계 중 부교감신경으로 분류되며 인체에서 가장 긴 신경으로 말초 정보를 뇌에 전달하는 감각신경으로서의 역할을 80%나 차지한다. 특히 내장기의 상태를 뇌에 전달해주고, 뇌의 명령에 빠르게 반응한다.

코로나19가 지구를 강타한 후 우리는 한 번도 경험하지 못한 세상에서 살고 있다. 두려움과 불안, 긴장감이 일상에 스며들었다. 그래서인지 최근 미주신경에 대한 관심이 높아진 듯하다. 미주신경활성화 운동법에 관한 책들만 해도 수십 권이 새로 발간되었고 앞에서 소개한 저서 《이완반응》도 우리나라에 뒤늦게 번역되었다. 이런 현상이 의미하는 것은 무엇일까? 투쟁-도피 반응을 보이며 전쟁터에서 싸우듯이 하루하루 살아가기보다 삶을 돌보고 소중한 것을 느끼는 것이 삶의 질을 높일 수 있다는 깨달음에 전염되어서가 아닐까?

삶은 늘 예상하지 못한 풍경 속으로 우리를 데려다 놓는다. 새로운 과제를 던지면서 인생의 의미를 알아차리라고 하는 듯하다. 덕분에 나 또한 몸을 이완시키고 회복시키는 미주신경에 대해 더 큰 관심을 갖기 시작했다. 두려운 상황이 오더라도 교감신경에 억압당해 이성을 잃기보다 우리 자신을 통제할 수 있는 힘이 우리 안(미주신경)에 있다는 것에 감사할 따름이다. 깊고 느린 횡격막 호흡이 미주신경활성화를 위한 첫 시작임을 알기에, 오늘도 이너피스를 즐기기 위해 호흡을 즐겨본다.

교감신경항진증에 대한 궁금증 풀기

자율신경계 중에서 교감신경은 투쟁–도피반응을 주도하고 부교감신경은 이완–회복반응을 주도한다. 낮과 밤을 교대로 주도하며 자율신경계의 유연성이 유지되어야 활동도 휴식도 제대로 할 수 있다.

그런데 안타깝게도 현대인들은 이완과 연관 있는 부교감신경보다 긴장을 유발하는 교감신경계가 우위에 있는 삶을 선호하는 것 같다. 신속하고 완벽하게 일을 처리하는 것이 우선순위가 되다보니 힘들고 아픈 것을 감내하는 것을 당연하게 여기기도 한다.

그러나 사실은 누구나 알고 있지 않을까. 아프면 쉬어야 하고 긴장은 풀어야 한다는 것을. 몸의 이완은 나 자신을 위해서뿐만 아니라 다른 사람을 위한 일이기도 하다는 것을 꼭 기억하자.

삶이 행복과 기쁨으로만 채워지는 것은 아니다. 두려움과 불안은 언제든 불쑥 찾아올 수 있다. 경제적인 두려움, 질환에 대한 두려움, 예측할 수 없는 미래에 대한 두려움에 의해서도 교감신경계는 항진될 수 있다. 또한 여성호르몬이 감소함에 따라 신경전달물질 민감성도 줄어들어 교감신경계가 항진되는 상황을 맞게 되기도 한다.

교감신경이 항진되면 불수의근의 통제가 어려워지고, 통증에 예민해진다. 출산 후 여성호르몬 분비량이 뚝 떨어지는 산후의 여성들이 겪는 어려움이기도 하다. 폐경주변기부터 느끼게되는 갱년기장애 증상을 폐경에 의한 질환이라고 생각해서는 안된다. 완경에 도달한 모든 여성들이 갱년기장애를 겪지는 않기 때문이다.

무엇보다도 교감신경이 항진되면 근막이 뻣뻣해져서 근막슬라이딩이 어려워지고 횡격막 호흡도 제한된다. 통증에 대한 두려움이 예민해지면서 교감신경이 더 항진되는 악순환의 사이클이 반복된다. 시상하부가 부풀어 올라 혈관운동성, 땀샘 조절, 호흡, 수면 및 각성 기능에 혼란이 오는 일까지 생긴다. 뻣뻣해진 근막 때문에 여러 가지 질환에 시달린다. 내 몸이 왜 이러는지 이유를 알지 못한 채 고통에 시달리는 것이다.

흔히 '갱년기장애'라고 이름 붙는 이 증상의 정체는 자율신경실조증이다. 안면홍조, 야간발한, 호흡곤란, 불면증, 관절통 등 자율신경계를 관장하는 시상하부의 기능이 교란되었기 때문에 발생하는 것으로 알려져 있다. 유방암환자 중 에스트로겐 수용체 양성의 경우 암세포의 증식을 억제하기 위해 항에스트로겐 약제가 사용되는데, 이때 급격한 갱년기장애 현상을 겪게 되기도 한다. 화학요법, 방사선치료에 더해 교감신경을 더욱더 항진시킬 수밖에 없는 전철을 밟는 호르몬치료를 받게 되는 여성암환자들이 더욱 측은해질 수밖에 없었다. 그 어느 누구도, 심지어 본인도 알아차리지 못하고 두려워할 뿐이기 때문이다.

교감신경항진증을 겪는 현대인들이 더욱 더 암에 노출되어 있다는 사실과 함께, 암 생존자들(cancer survivors)의 삶의 질에 우리는 관심을 가져야 한다. 다른 여타 질환과 마찬가지로 암 역시 스펙트럼으로 보아야하기 때문이다. 우리 몸 안에서도 암세포가 자라고 있을 수 있다. 교감신경항진증을 잘 누그러뜨릴 수 있는 이완반응을 우리 몸에 장착시켜야한다. 암 생존자들은 더욱 관심을 기울여야함은 물론이다. 아이를 낳기 전에 두려움과 통증에 대비하듯, 암수술 및 치료를 받기 전에 두려움과 통증을 조절할 수 있는 자신과의 소통법에 관심을 두어야한다. 암 생존자로 살아가는 삶 속에서 암을 겪기 이전보다 더욱 웰빙감을 느낄 수 있었다는 유방암 환자의 사례에 감사하다.

림프순환 씨퀀스에 따라 근막슬라이딩이 일어날 수 있게끔 살랑살랑, 리드미컬하게 움직여준다. 미주신경을 활성화시킬 수 있는 이러한 움직임에서 우리가 원하는 해답의 단초를 찾을 수 있을 것이다.

미주신경을 활성화하려면?

어떻게 하면 이완반응을 유발할 수 있을까? 이완반응을 규칙적으로 유발하는 행위를 일상에서 자주 한다면 교감신경항진으로 치우친 삶에 균형감을 회복할 수 있을 것이다. 내가 권하고 싶은 방법은 근막을 연구하는 분들이 이구동성으로 말하는 것, 교감신경을 진정시키는 데 도움이 된다고 알려진 스트레치와 진동자극을 담고 있는 움직임을 반복하는 훈련이다. 이 훈련은 미주신경을 활성화시켜 우리 몸을 더 편안하게 느끼게 한다.

어떻게 하면 미주신경을 좀 더 활성화시킬 수 있을까? 림프순환 씨퀀스에 따라 몸통 가까운 근위부에서 근막슬라이딩(심장과 폐 및 내장기의 근막슬라이딩 포함)을 즐기는 것이다. 즉, 횡격막 호흡, 목 스트레칭, 그리고 견갑대와 골반대의 리드미컬한 움직임과 더불어 온몸을 쭉쭉 힘 있게 늘려 전관절가동범위(full range of motion. 각 관절의 운동가동범위의 스트레치를 즐기는 운동법_저자 주)의 움직임을 즐긴다는 뜻이다. 음악에 맞춰 리드미컬하게 박자에 맞춘다면 더욱 뇌

과학적으로 효과를 높일 수 있다. 흥얼흥얼 노래를 부르며 즐겨도 좋을 것이다.

미주신경을 활성화시킬수록 자신을 위로하는 능력이 높아진다고 한다. 무언가 일이 잘못되었을 때 모든 것을 자신의 잘못으로 몰아가는 것처럼 괴로운 일이 또 있을까. 출산을 겪은 산모들을 대상으로 불편감에 대한 설문조사를 한 적이 있었다. 설문지를 통해 우울감을 조사한 결과를 보면 모든 것을 자기 잘못으로 생각하는 경우가 많았다. 출산 전후로 우울감을 느낄 때가 많다면 미주신경을 활성화하는 운동습관을 꼭 가지라고 권하고 싶다.

특히 출산을 앞둔 분들에게 골반대의 3차원적 움직임을 강조한다. 허리골반통증이나 골반저근육에 문제가 있거나 호흡이 힘들 때도 효과가 있다. 골반대의 3차원적 움직임(시상면, 전두면, 횡단면)을 통해 횡격막, 골반저, 복부근막, 등허리근막뿐만 아니라 그 안의 내장기의 근막슬라이딩을 통해 미주신경을 활성화시킬 수 있기 때문이다. 천골에서 분지하는 천수신경의 주행을 도와 부교감신경계를 전반적으로 활성화시킬 수 있는 운동법이기도 하다. 근막슬라이딩 존에 분포한 신체내부수용감각수용체에서 섬엽으로 감각정보가 끊임없이 전달될 수 있도록 정성을 기울인다면 더욱 좋다.

이렇게 부교감신경계가 활성화되어야 잠을 잘 잘 수 있고 배변활동도 수월해진다. 불면증이나 변비에 시달리는 분들에게 꼭 권해드리고 싶은 운동법이다.

리듬감 있는 질 좋은 움직임은 근막을 따라 세포의 유전자에까지 영향을 미친다고 한다. 자극에 대한 반응과 적응을 통해 섬유아세포는 질 좋은 근막의 구성성분인 콜라겐을 합성해낸다. 뿐만 아니라, 이런 움직임은 몰입감을 느끼는 데도 큰 효과가 있다. 집중력을 높여주는 섬엽을 활성화시키기 때문이다.

질 좋은 움직임을 통해 내 몸과 마음의 연결 장소인 섬엽이 제대로 느끼게 되면 뇌의 항상성을 유지하는 데 도움이 되고, 교감신경 항진으로 치닫는 가속페달에서 발을 뗄 수 있다고 믿는다. 무엇보다 언제 어디서나 미주신경을 활성화시킬 수 있다는 확신을 갖자. 다음 장에선 이와 관련한 구체적인 운동법을 소개하고자 한다.

림프순환 씨퀀스의 0번

아침에 일어났을 때 관절이 뻣뻣하고 약간의 통증마저 느껴질 때가 있는가? 이런 현상을 나이듦의 자연스러운 과정이라고 여기고 있는가? 사실 밤사이 정체된 림프액이 우리 몸을 뻣뻣하게 만든다. 림프관으로 들어가지 못하고 깨끗하지 못한 체액을 잔뜩 머금은 근막이 근수축에 맞춰 자유롭게 슬라이딩되지 못하기 때문이다. 이런 현상은 신체의 순환기능을 떨어뜨리고 통증에 민감해지는 몸을 만든다. 병에 걸리기 쉬운 몸이 되는 것이다.

림프순환 씨퀀스에 따른 근막슬라이딩을 통해 미주신경을 활성화시키는 운동법을 배워보자. 림프순환에 대한 약간의 지식과 과학적으로 검증된 림프순환운동법을 생활화하면 스스로 몸과 마음을 통제할 수 있는 좋은 습관 하나를 얻게 될 것이다.

내 몸에 영양분과 산소를 공급하는 역할을 혈액순환이 담당하고 있다면, 내 몸을 청소해주는 역할은 림프순환이 담당하고 있다. 혈액으로 들어가지 못하는 물질들, 단백질과 지방 및 박테리아, 바이러스, 죽은 세포들은 림프관으로 들어가 림프절로 이동되어 처리되고 다시 목 부위에서 정맥으로 배액(drain)될 수 있기 때문이다(그림 3-2).

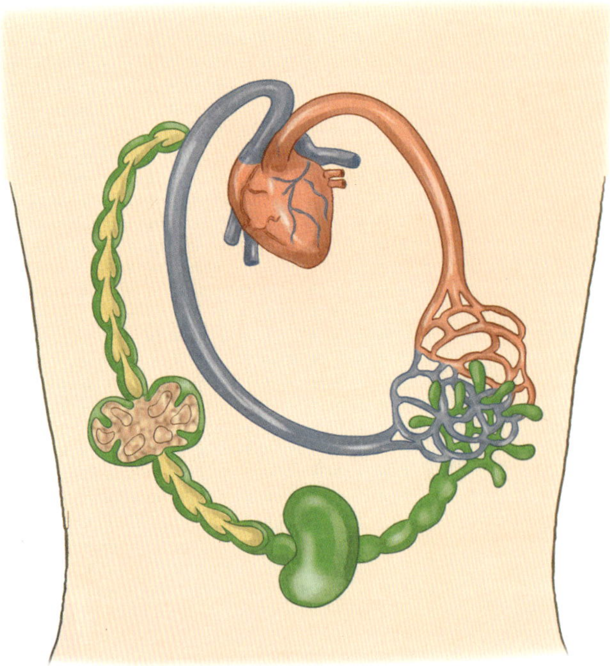

[그림3-2] 심혈관계는 우리 몸이 에너지를 만들 수 있도록 산소와 영양분을 공급해주며, 림프순환계는 심혈관계로 들어가지 못하고 우리 몸에 쌓여가는 염증유발물질들을 청소해주는 역할을 담당한다.

내 몸 청소를 위한 림프순환운동은 횡격막 호흡에서 시작된다. 횡격막 호흡과 함께 목을 스트레칭하고 견갑대와 골반대의 리드미컬한 움직임부터 시작하여 손과 발끝까지 힘 있게 뻗어내어 늘려주는 것이다. 림프절에서 걸러진 깨끗한 체액이 심혈관계로 배액될 수 있는 부위가 바로 목이기에 목의 피부 및 근막이 늘어나는 경험이 중요하다. 림프배액의 시작점이기 때문이다. 목 부위에서 림프배액이 잘 일어나야 온몸의 림프액이 정체되지 않고 심장으로 배액되어 원활하게 순환된다.

횡격막 호흡을 할 때는 목 스트레칭부터 시작한다. 쇄골 중간부위를 터미누스(terminus)라고 하는데 이 부위부터 비워져야 이곳으로 들어오는 림프액이 잘 배액된다. 목을 잘 스트레칭하기 위해 어깨뼈의 관절가동범위운동을 강조하는데, 어깨와 등짝 조여 끌어내리기를 반복하도록 한다. 몸통에서 가까운 부위인 어깨뼈 부위의 피부스트레치와 근막의 슬라이딩을 통해 목 부위의 배액을 자연스럽게 도모할 수 있다. 물론 이때 좀 더 목을 스트레치해주면 효과적이다. 그리고 몸통에서 먼 부위까지 피부의 스트레치와 근막슬라이딩이 되도록 한다(그림 3-3).

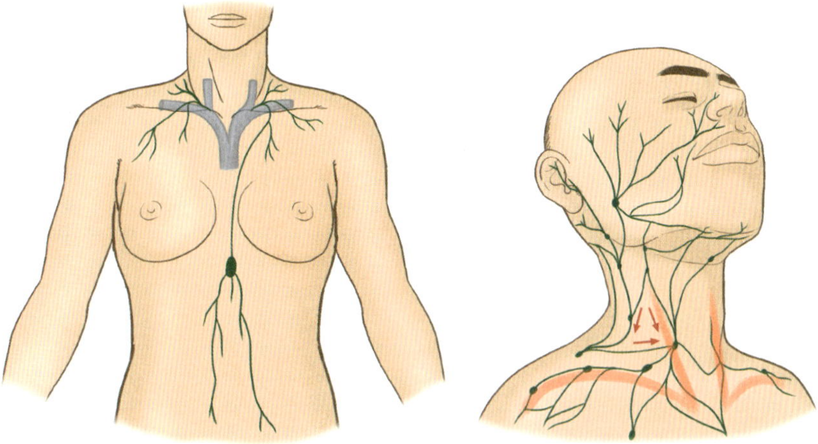

[그림3-3] 림프배액의 시작점인 목의 터미누스

횡격막 호흡이 중요한 이유는 횡격막 위치에 있는 가슴관이 양쪽 다리와 복부, 왼쪽 머리와 팔, 몸통까지 몸의 80퍼센트의 배액을 담당하고 있기 때문이다. 목 부위의 정맥으로 배액되어 심장으로 들어가기에 목 부위의 터미누스와 몸통 가까운 곳부터 피부의 스트레치와 근막슬라이딩이 일어나는 움직임이 중요하다(그림 3-4).

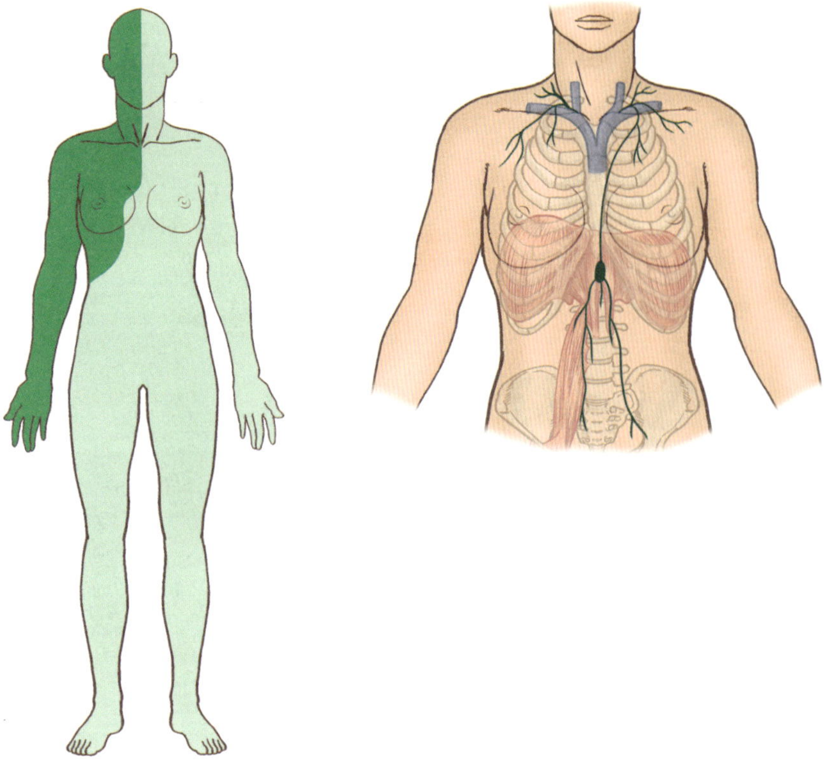

[그림3-4] 횡격막 호흡에 의해 자극될 수 있는 가슴관(thoracic duct). 양쪽 다리와 복부, 왼쪽 머리와 팔, 몸통까지 몸의 80%의 배액을 담당한다.

림프관은 켜켜이 싸인 듯한 모양으로 앵커링 필라멘트(anchoring filament)에 의해 피부나 근막에 연결되어 있기에 피부스트레치, 근막슬라이딩에 의해 림프관으로 림프액이 들어갈 수 있다(그림 3-5).

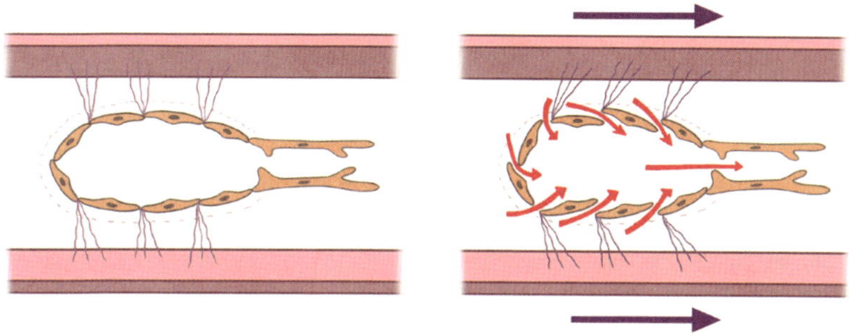

[그림3-5] 림프관이 피부 및 근막과 연결된 앵커링 필라멘트. 림프관은 켜켜이 싸인 듯한 모양으로 앵커링 필라멘트에 의해 피부나 근막에 연결되어 있기에 피부스트레치, 근막슬라이딩에 의해 림프관으로 림프액이 들어갈 수 있다.

움직이지 않으면 림프액이 림프관으로 들어가기 어려워진다. 목, 그리고 몸통 가까운 곳부터 온몸을 쭉 늘려주는 움직임을 반복해주면 심장으로의 배액이 잘되어 손가락, 발가락 끝부터의 림프의 순환의 첫 시작을 열어주게 된다. 온몸을 힘 있게 쭉 뻗어내는 전관절가동범위운동을 강조하는 이유는 림프관으로 들어간 림프액이 림프절로 잘 이동될 수 있기 때문이다. 그래야 림프절에 모여 있는 림프구들에 의해 깨끗해지기 때문이다. 80퍼센트를 이루고 있는 얕은 층의 림프배액은 피부 스트레치에 의해, 20퍼센트를 이루고 있는 깊은 층의 림프배액은 근수축과 횡격막 호흡 즉, 근막슬라이딩으로 이뤄진다(그림 3-6).

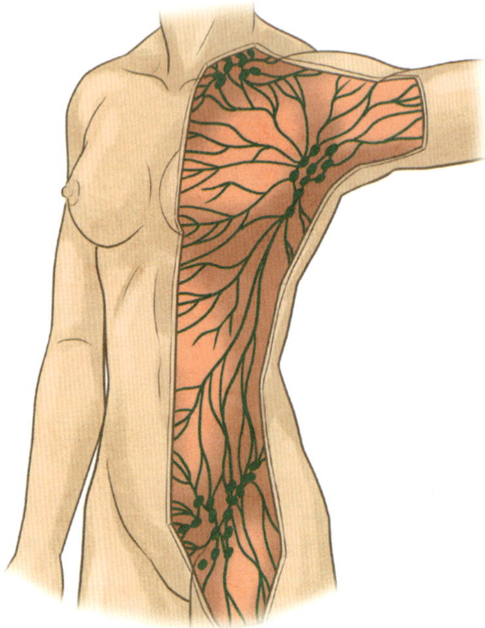

[그림3-6] 얕은 림프계. 80%를 이루고 있는 얕은 층의 림프배액은 피부 스트레치에 의한다.

깊은 림프계의 림프관은 근육을 따라 발달해 있는데 특히 정맥, 동맥과 나란히 있다. 근수축은 림프관과 정맥에 압박을 가하는 방식으로 순환을 돕는다. 심장과 같은 펌프가 없는 림프계로서는 횡격막 호흡에 의한 복강내압조절과 근수축에 의한 근막슬라이딩이 원활하지 못하면 순환되기 어려운 이유이다(그림 3-7).

이때, 웰빙밴드를 이용하면 더욱 원활하게 할 수 있다. 손바닥과 발바닥을 웰빙밴드 손잡이에 넣고 쭉 뻗어보자. 숨을 길게 내쉬면서 골반저, 복근근막, 등허리근막의 협응으로 형성된 복강내압으로 장기들이 밀려 올라가면서 횡격막이 스트레치되는 것을 느끼며 손바닥과 발바닥 전체를 느끼며 밀어낸다. 불필요한 긴장은 풀고, 힘 있게 뻗을수록 견갑대와 골반대의 근막슬라이딩을 더욱 잘 느낄 수 있다.

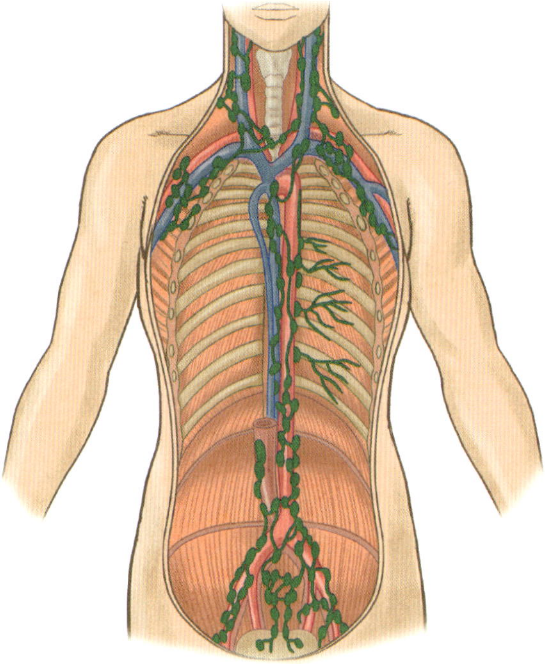

[그림3-7] 깊은 림프계. 20%를 이루고 있는 깊은 층의 림프배액은 근수축과 횡격막 호흡 즉, 근막슬라이딩으로 이뤄진다.

횡격막 호흡을 자주 하면 피부 스트레치와 함께 근육을 싸고 있는 근막과 장기를 싸고 있는 근막들이 '스르륵' 슬라이딩되면서 몸 안에 쌓여 있던 불순물을 청소하는 일이 한결 수월해진다. 림프순환이 순조로워지기 때문이다. 림프순환과 근막슬라이딩은 떼려야 뗄 수 없는 관계인 것이다. 림프순환 씨퀀스에 따른 근막슬라이딩을 즐기다보면 뇌로부터 장기까지 주행하는 미주신경을 활성화키기 수월하다(그림 3-8).

장기를 감싸고 있는 미주신경은 직접적으로 뇌로 피드백을 준다. 내장기의 근막슬라이딩 존에 분포하는 감각수용체로부터 감지된 정보를 뇌로 직접 전달해줌으로써 뇌는 몸의 상태에 바로 반응하게 된다. 불안하거나 긴장되면 배가 살살 아픈 경험들을 해봤을 것이다. 이제부터는 내장기의 근막슬라이딩을 즐기면서 두려움을 조절해보는 것은 어떨까?

몸이 스트레치되는 감각은 항진된 교감신경계를 진정시키는 데 효과가 있다. 목과 골반대의 리드미컬한 움직임은 부교감신경을 활성화시켜 림프액이 림프관으로 잘 들어갈 수 있도록 돕는다. 림프순환이 원활해지면 몸의 부종과 통증뿐만 아니라 심리적으로도 두려움, 걱정이 줄어드는 이유이다.

오늘부터 림프순환운동법을 즐겨보자. 근막슬라이딩 존에 분포한 감각수용체들이 뇌에 좋은 정보들을 전달해 줄 것이다. 몸이 건강해지는 것과 더불어 웰빙감이라는 선물을 받게 될 것이다.

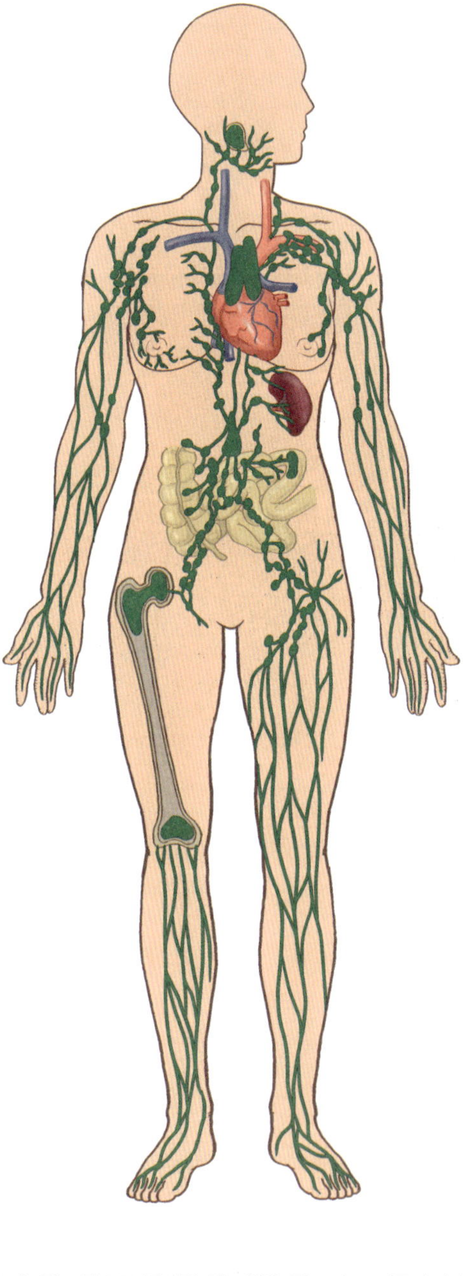

[그림3-8] 우리몸의 림프계. 림프관으로 들어간 림프액은 림프절로 이동되어 청소된 후 정맥을 따라 심장으로 들어가 혈액순환계로 배액된다. 림프순환이 잘 이루어져야 혈액순환도 좋아지는 이유이다.

PART 4

삶의 질을 높이는 림프순환운동법

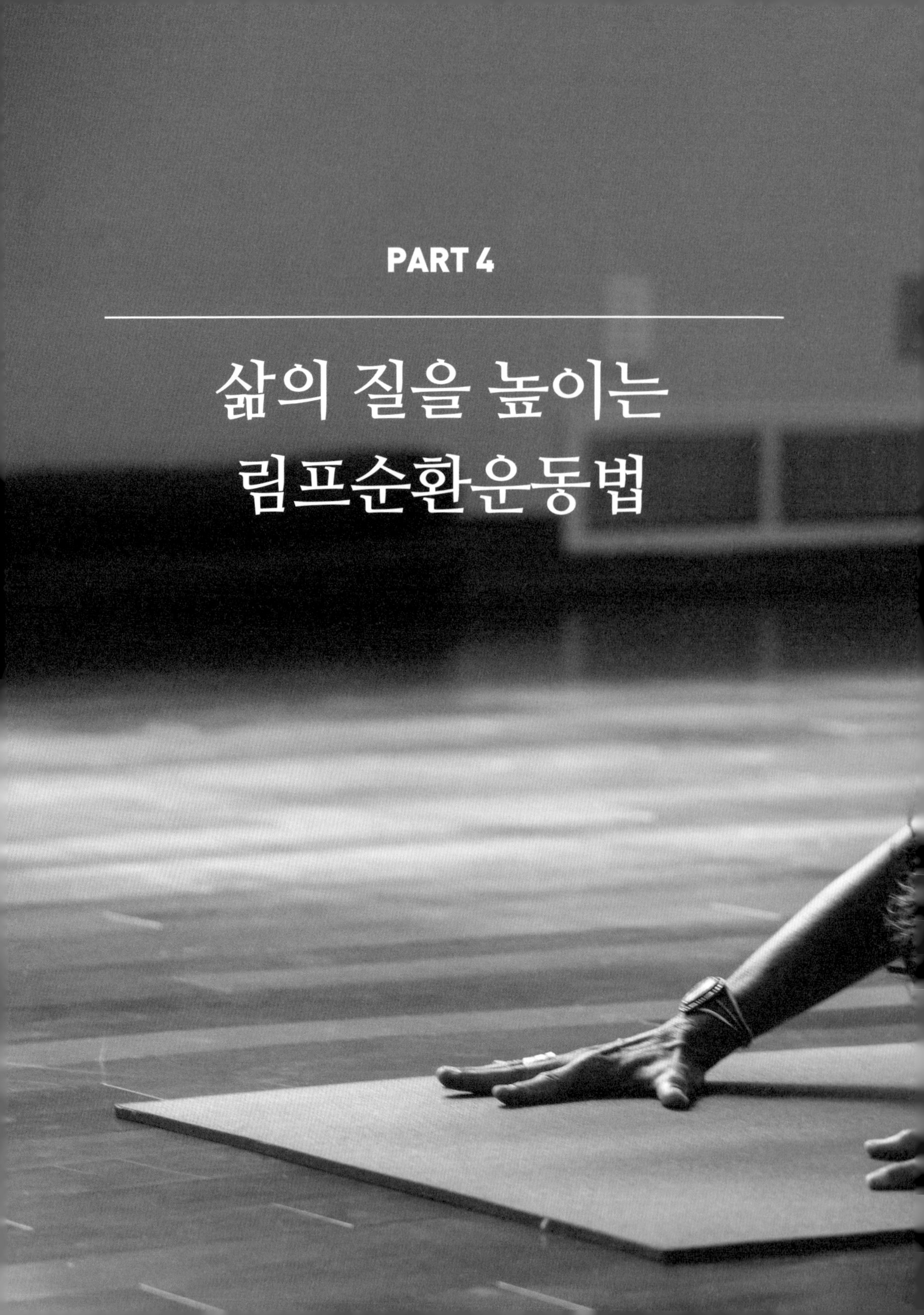

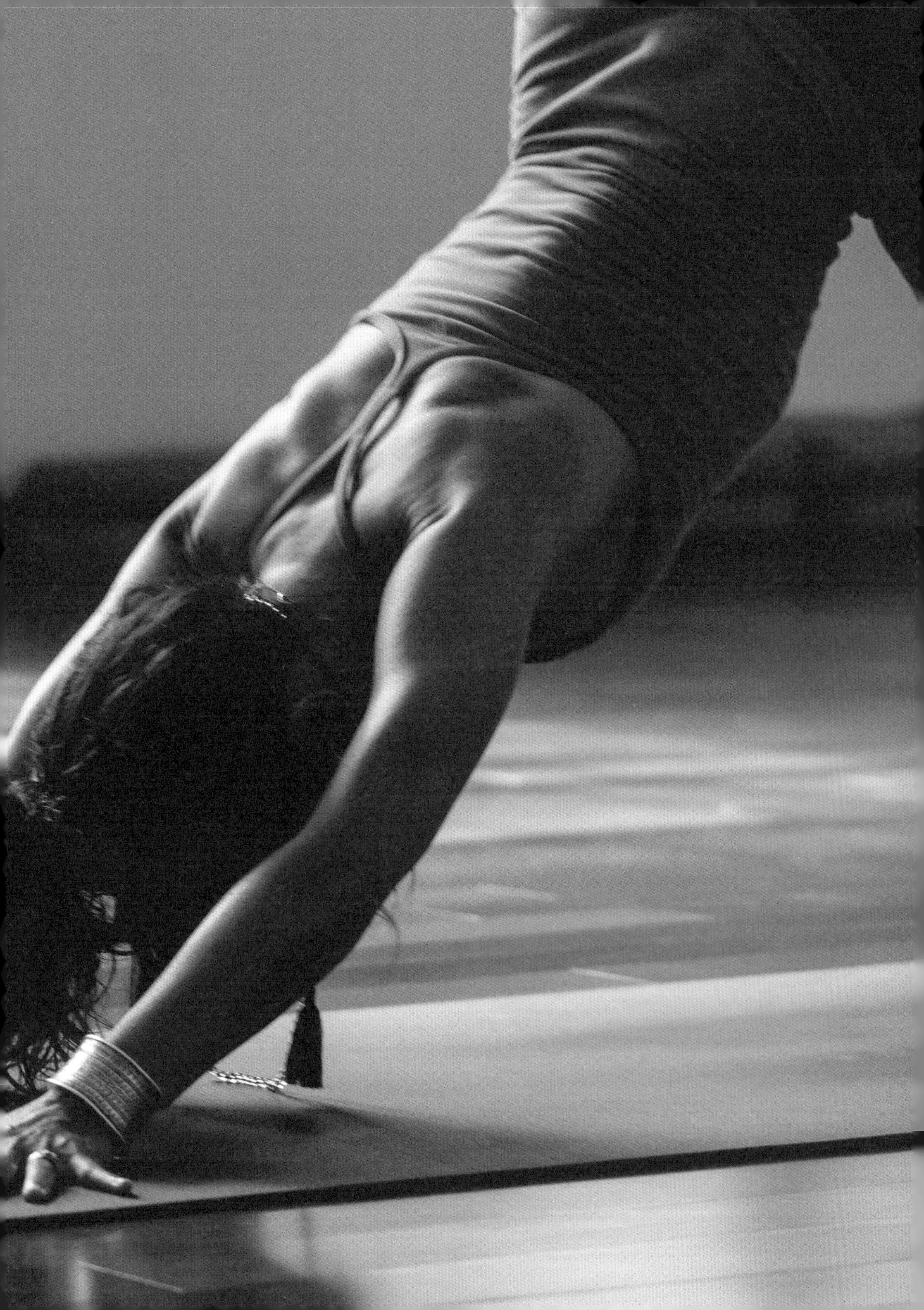

리드미컬한 골반대 움직임부터

내쉬는 호흡에 살랑살랑 리드미컬한 골반대의 움직임으로 부교감신경계를 활성화시켜 보자. 자연스러운 호흡이 한결 부드럽게 이루어질 것이다. 횡격막, 골반저근막, 복근근막, 등허리근막의 협응을 통한 근막슬라이딩과 함께 내장기들을 싸고 있는 근막슬라이딩도 편안하게 이루어지도록 돕기 때문이다. 미주신경활성화로 즉각적인 이완반응이 일어난다.

몸이 풍선처럼 부푼다고 생각하면서 숨을 들이마시고, 내쉬는 숨에 몸을 쭉 늘린다. 횡격막이 잘 스트레치 되어 올라가기 위해서는 숨을 내쉴 때 등허리가 뒤로 젖혀지지 않도록 주의해야 한다. 횡격막이 요추부에 부착된 다리(crus)가 잘 안정화되어야 하기 때문이다. 갈비뼈에 부착된 근육들의 협응도 중요하다.

갈비뼈를 척추와 골반에 안정화시키는 근육들은 물론 갈비뼈를 회전시켜 흉곽을 넓히는 근육들도 마찬가지다. 몸에 불필요한 긴장은 없는지 느껴보는 연습이 필요한 이유이기도 하다. 이러한 긴장을 풀어주기 위해 리드미컬한 골반대의 움직임부터 소개하고자 한다.

웰빙밴드를 허리 뒤에 두르면 더욱 효과적이다. 앉아서 하는 운동부터 시작해보자. 좌골결절을 알아차리기 위해 앉은 자세에서 엉덩이 밑에 손을 넣어 좌골결절을 확인한다. 좌골결절을 앞뒤로 굴리면서 골반의 움직임을 느껴본다.

https://youtu.be/cFWhLw8j_-Q
웰빙밴드 사용법

1. 앉은 자세에서 웰빙밴드를 허리 뒤에 두르고 양 손잡이를 무릎에 끼워 골반대의 리드미컬한 움직임을 시상면, 전두면, 횡단면에서 즐긴다. 앉는 뼈인 좌골결절을 좀 더 잘 알아차리고 골반의 중립상태를 인지하기 위해 앉은 자세에서 먼저 익혀본다(그림 4-1).

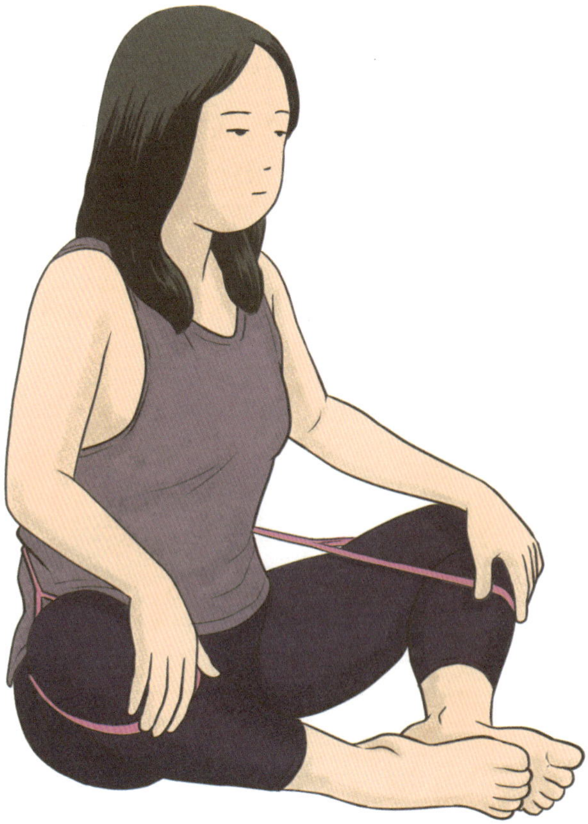

[그림4-1] 웰빙밴드를 허리뒤에 둘러 손잡이를 무릎에 끼우고 앉아 좌골결절 느끼며 골반대의 3차원적 움직임 즐기기

(1)시상면에서의 움직임

골반의 전방경사와 후방경사의 움직임을 부드럽게 실시한다. 좌골결절을 굴리듯이 앞뒤로 골반움직임을 부드럽게 실시한다.

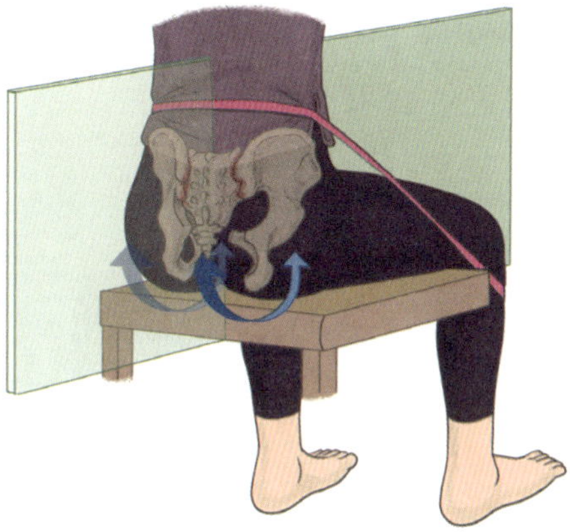

(2)전두면에서의 움직임

한쪽씩 좌골결절을 지긋이 눌러주는 느낌으로 체중심을 이동시킨다. 근막슬라이딩이 잘 일어나도록 체중심이 반대편 좌골결절로 옮겨가더라도 반대편 엉덩이가 들썩이지 않도록 한다.

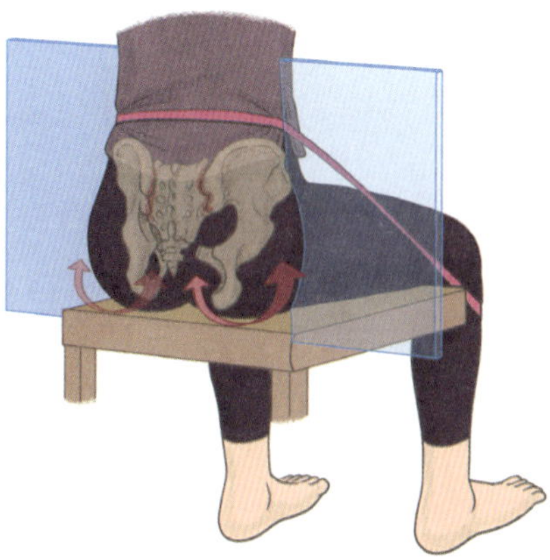

(3)횡단면에서의 움직임

앉아서의 걷기라고 생각하자. 좌골결절을 발바닥이라고 생각하고 팔의 움직임과 반대로 한쪽씩 좌골결절을 눌러주며 몸통을 회전시킨다.

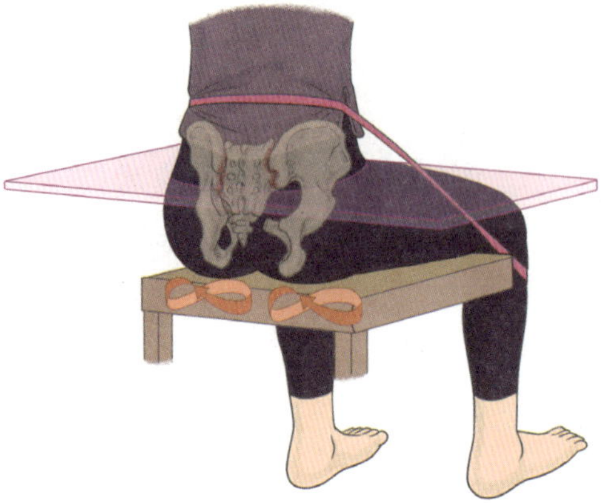

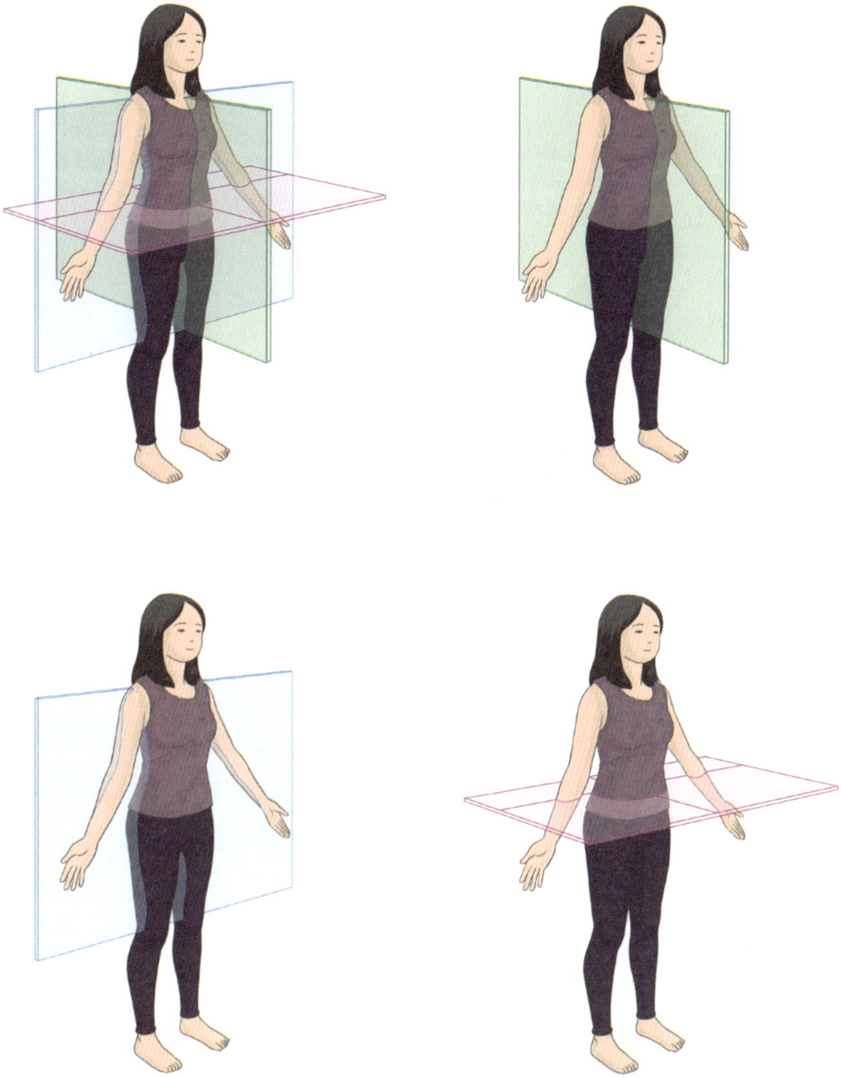

[그림4-2] 인체의 시상면, 전두면, 횡단면

2. 웰빙밴드를 허리 뒤에 둘러 손잡이를 무릎에 끼우고 누워서 골반대의 3차원적 움직임을 즐긴다.

(1)시상면에서의 움직임

골반의 전방경사와 후방경사의 움직임을 부드럽게 실시한다.

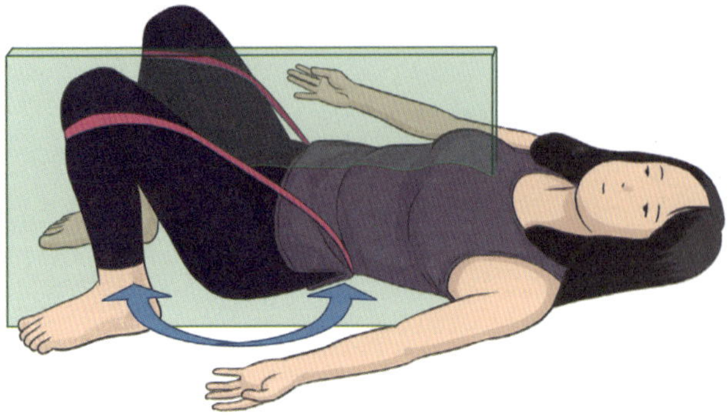

(2)전두면에서의 움직임

한쪽 골반씩 위아래(머리쪽, 발쪽)로 움직임을 만드는데 배꼽을 중심으로 시계바늘이 돌아가듯이 부드럽게 근막슬라이딩을 즐기면서 실시한다.

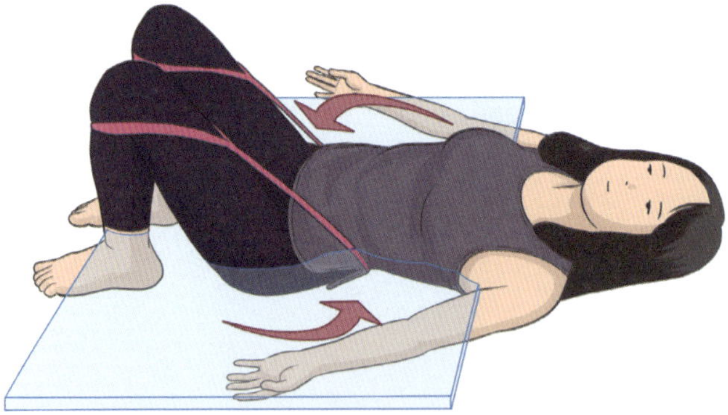

(3)횡단면에서의 움직임

무릎을 한쪽씩 눕혀준다. 내쉬는 호흡에 반대쪽 골반이 들뜨지 않도록 주의한다.

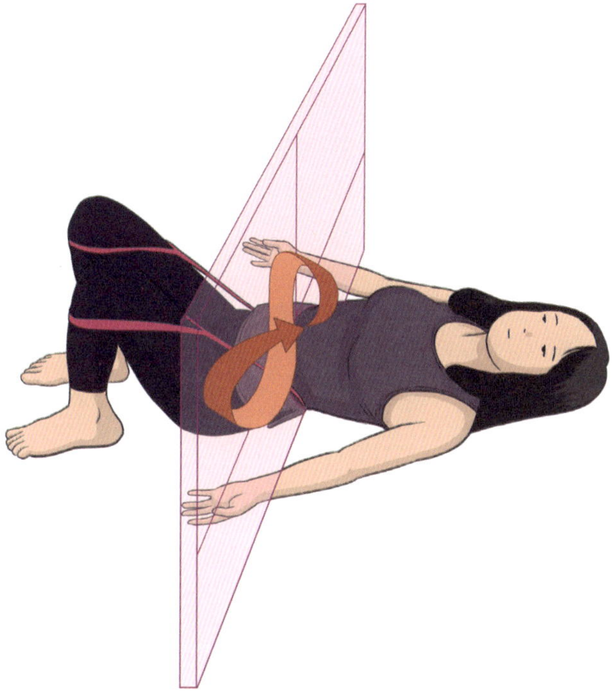

3. 선 자세에서 웰빙밴드 손잡이에 손을 넣고 쭉쭉 뻗어내며 골반대의 움직임을 3차원적으로 즐겨본다. 이때 발바닥도 힘 있게 뻗어낸다. 손바닥-천골, 발바닥-장골의 연결로 천장관절의 미세한 움직임을 느낀다(그림 4-3).

(1)시상면에서의 움직임

오버헤드스쿼트 동작(쪼그려 앉을 때 골반의 전방경사, 힘 있게 발바닥으로 뻗어 일어나면서 골반의 후방경사)을 실시한다.

(2)전두면에서의 움직임

펠빅살사(스쿼트 자세에서 부드럽게 한쪽씩 골반을 올렸다 내리기)를 실시한다.

(3)횡단면에서의 움직임

손바닥, 발바닥을 닫은 채 상하체 분리운동으로 손바닥으로부터 힘의 전달이 천골로, 발바닥으로부터의 힘의 전달이 장골로 전달되어 천장관절 주변의 근막의 안정성과 가동성을 도모할 수 있는 움직임이 될 수 있도록 한다. 시상면과 전두면에서의 움직임을 연결해서 횡단면에서의 상하체 분리운동이 일어나도록 회전한다. 배영을 하는 듯한 감각으로 해보자.

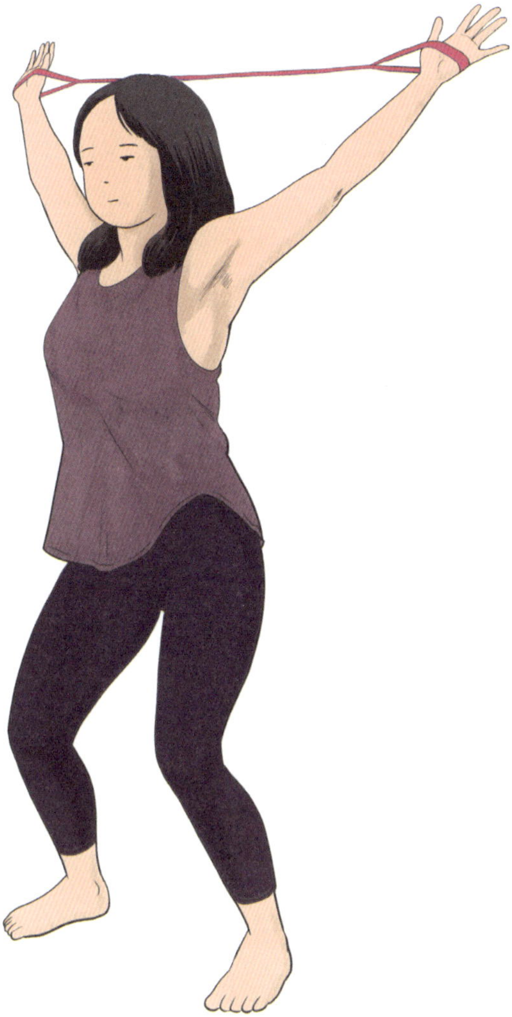

[그림4-3] 손바닥은 웰빙밴드 손잡이를, 발바닥은 바닥을 밀어내며 골반대의 3차원적 움직임을 줄긴다. 이러한 말단을 닫아주는 닫힌사슬운동법은 관절을 따라 심부 몸통의 움직임에 영향을 준다.

요실금과 치질을 막아주는 골반저근육 운동법

스트레스 등으로 지나치게 긴장되어 있기 쉬운 골반저근육의 이완부터 집중해보자. 웰빙밴드를 허리 뒤로 둘러 손잡이를 양 무릎에 교차해서 끼워준다. 누워서 숨을 내쉴 때 골반저근육의 이완을 경험해본다. 서거나 앉아서 힘을 쓸 때와는 달리 골반저근육을 이완시키는 훈련이기에 누워서 실시하는 것이 수월하다(그림 4-4).

생식기를 받치고 있는 골반저근육의 이완은 우리가 오줌을 눌 때, 아기를 낳을 때, 그리고 똥을 눌 때 꼭 필요한 기능이다. 교감신경이 항진되어 골반저근육이 이완되지 않으면 대소변을 보는 일이 어려워져 치질에 걸릴 위험성이 높아진다. 출산을 할 때도 더 힘들고 질식 분만 시 회음부의 열상 위험도 높아진다.

근육은 이완, 늘어남이 잘 되어야 잘 수축될 수 있다는 점은 골반저근육에 있어서도 마찬가지이다. 잘 이완되어야 잘 수축할 수 있다. 이러한 골반저근육의 이완을 충분히 경험 한 후 골반저근육을 우선적으로 잘 수축시킬 수 있도록 누워서의 운동법(클램쉘 운동법)에서부터 단계적으로 복강내압을 높이는 다양한 운동 중에 골반저근육을 떠올리며 느껴본다. 체중을 이용한 누워서의 백브릿지 운동, 일어서서 중력을 조절하는 스쿼트 운동, 그리고 플라이오메트릭 점프(줄넘기) 등 단계별 골반저근육 운동법을 일상에서 즐길 수 있기를 바란다.

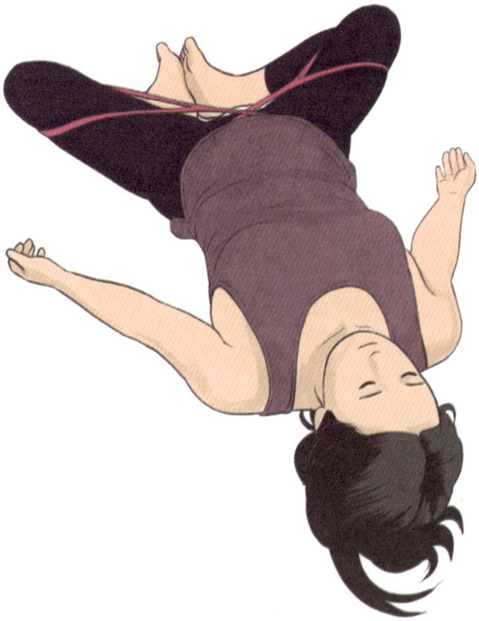

[그림4-4] 골반저근육의 이완훈련. 내쉬는 숨에 골반저근육의 수축이 아닌 이완을 경험한다. 오줌 눌 때, 아이 낳을 때, 똥을 눌 때 골반저근육의 이완을 경험한다.

골반 안정화를 위한 클램쉘 운동법(clamshell exercise)

골반을 안정화시키는 데 도움 되는 엉덩관절의 외전근, 외회전근 및 복근의 협응을 도모할 수 있는 운동법에 도전해보자. 웰빙밴드를 허리 뒤에 둘러 손잡이를 양 무릎에 교차해서 끼워준 자세에서 옆으로 눕는다. 이 자세에서 발뒤꿈치는 붙이고 무릎만 조개처럼 벌렸다가 모으는 동작이다. 내쉬는 숨에 골반저근육, 복횡근, 다열근의 협응적 수축으로 횡격막이 스트레치 되어 올라갈 때 팔을 여러 각도로 힘 있게 뻗어주어 근막적 협응을 즐긴다. 횡격막 호흡과 함께 내쉬는 숨에 손끝을 쭉 뻗어주면서 무릎을 벌렸다가 모아준다(그림 4-5).

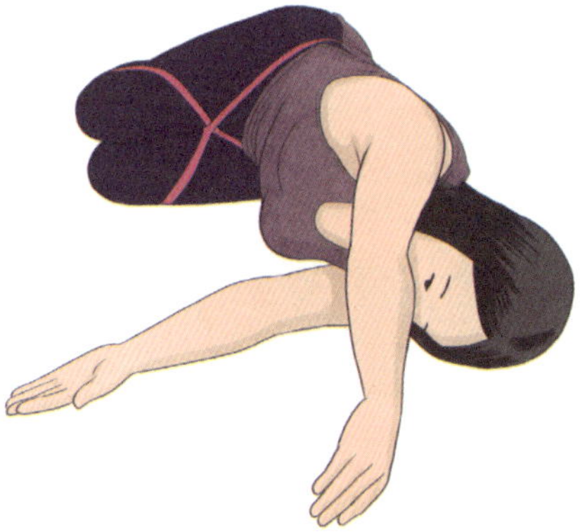

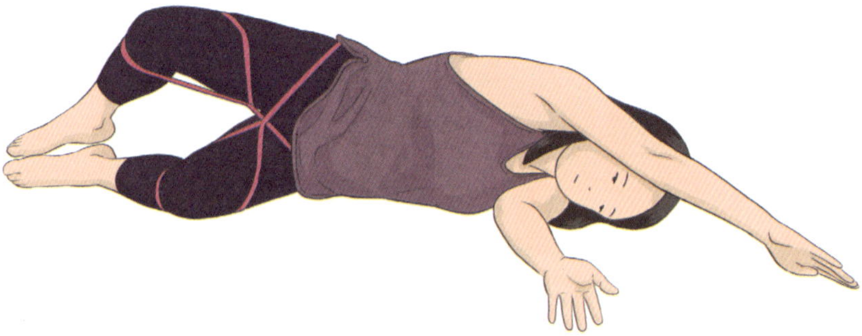

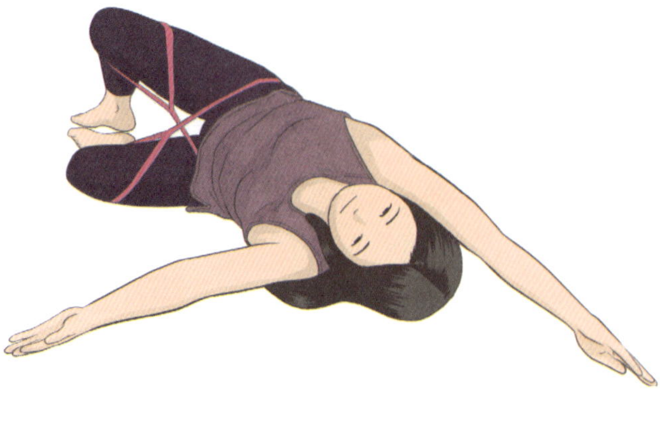

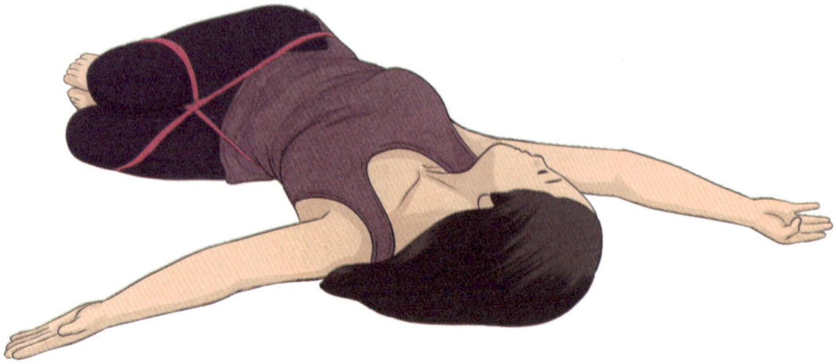

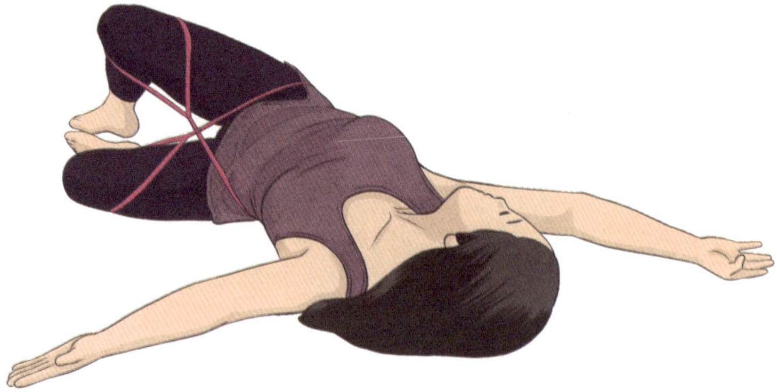

[그림4-5] 골반대 안정화를 위한 클렘셀 운동법을 머리끝부터 발끝까지 연결된 근막이 협응할 수 있도록 즐겨본다. 내쉬는 숨에 손끝을 뻗어내면서 무릎을 조개처럼 벌려주는데, 손을 뻗어내는 각도를 다양하게 즐겨본다.

내장기 근막 슬라이딩의 꽃, 백브릿지 트위스트 운동법

내장기 근막슬라이딩과 함께하는 골반안정화 훈련을 즐겨보자. 본인의 체중을 이용하여 좀 더 복강내압을 높이는 상태에서도 부드럽게 근막슬라이딩이 일어날 수 있도록 훈련한다. 무릎을 세워 누운 자세에서 엉덩이를 들어 올리는 백브릿지 자세는 우리 몸의 뒤편 근육을 활성화시키기에 좋다. 오랜 기간 침상에 누워있던 환자의 걷기훈련 이전에 시행할 만큼 몸에 이로운 운동법이다. 등 근육과 엉덩이 근육을 활성화시킬 수 있기 때문이다. 하지만, 프런트브릿지인 플랭크처럼 그냥 버티기만 해서는 효과가 적다.

지금부터 백브릿지 트위스트에 도전해보자. 제왕절개수술 이후 가스통증을 없애기 위해, 즉 개복수술 이후 내장기의 근막슬라이딩이 어려울 경우 생길 수 있는 문제점들을 예방하고 치료할 때도 권하는 운동법이다.

바로 누운 자세에서 숨을 내쉬면서 엉덩이를 들어올린다. 발바닥 전체로 힘 있게 밀어내면서 엉덩이를 들어올렸다가 내리는 동작을 반복한다. 들어올린 상태에서 한쪽 골반씩 부드럽게 끌어올리고, 무릎을 눕히는 동작처럼 골반을 누운 팔자로 움직인다. 백브릿지 상태에서 시상면, 전두면, 횡단면 골고루 골반대의 3차원적 움직임을 즐기는 것이다(그림 4-6).

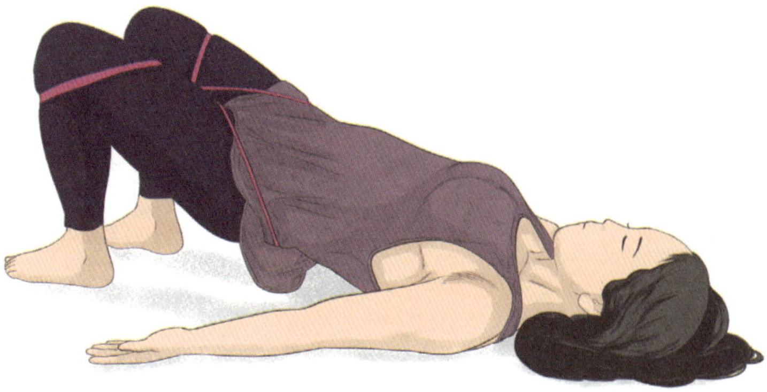

[그림4-6] 골반저근육의 이완훈련과 클렘쉘운동으로 근막적 협응을 즐기며 골반대를 안정화시킨 후 체중을 이용하는 백브릿지를 즐긴다. 이 자세에서 횡격막 호흡을 통해 복강내압을 잘 조절하면서 골반대의 3차원적인 움직임을 즐길 수 있다면 성공이다.

목 스트레칭을 돕는 견갑대의 전관절가동범위 운동법

림프순환 씨퀀스 0번은 횡격막 호흡을 통한 가슴관으로의 림프배액, 1번은 터미누스로의 림프배액을 위한 목스트레칭, 2번은 몸통 가까운 근위부인 견갑대와 골반대의 전관절가동범위 운동이었다. 그리고 말단인 손가락, 발가락까지 힘 있게 늘려주어 손끝, 발끝까지의 림프배액을 돕는 것이었다.

웰빙밴드를 등 뒤에 두르고 웰빙밴드 손잡이를 손바닥으로 밀어내면서 견갑대의 전관절가동범위운동을 마음껏 즐기자(그림 4-8). 웰빙밴드 손잡이를 밀어내면서 어깨와 등짝을 조여서 끌어내리고 밀어내기를 반복해보면 견갑대 전체가 부드럽게 움직여지는 것을 느낄 수 있다. 처음 시도할 때는 삐걱거리는 소리가 느껴질 것이다. 어깨뼈를 움직여주면 그와 연결된 근육과 근막을 따라 몸통을 안정화시키는 근육들의 근막이 스르륵 움직여진다. 더불어 쇄골과 복장뼈 부위도 함께 움직이면서 전체적으로 목부위 피부의 스트레칭이 이루어진다. 터미누스로의 림프배액이 쉽게 이루어지는 것이다. 자연스럽게 호흡하며 내쉬는 숨에 한쪽씩 목 스트레칭을 즐긴다면 미주신경을 활성화하는 데 더욱 도움이 된다(그림 4-7).

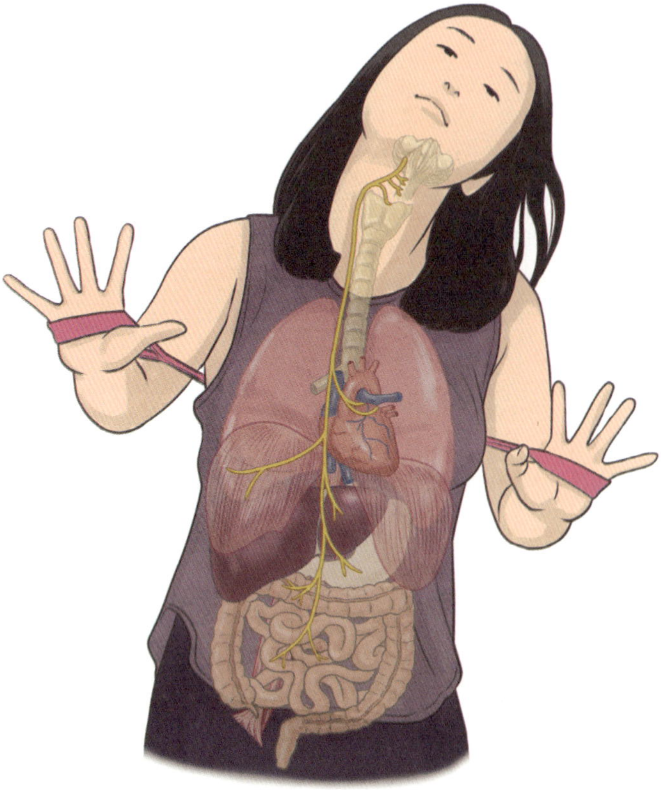

[그림4-7] 림프순환을 위한 견갑대의 전관절범위 운동과 함께하는 목 스트레칭은 미주신경활성화에도 효과적이다.

어깨와 가슴을 풀어주는 만세 운동법

웰빙밴드 손잡이를 손바닥으로 밀어내면서 견갑대의 전관절가동범위운동과 함께 조금씩 만세동작을 취해보자. 가슴근육이 늘어나는 원심성 수축과 등 근육이 짧아지는 구심성 수축을 하게 된다. 특히 림프절이 많이 분포한 겨드랑이 부위가 더욱 잘 스트레치 되도록 해주면 좋다. 한 가지 주의해야 할 점은 만세동작을 할 때 등이 뒤로 젖혀지지 않게 하는 것이다. 누워서 훈련하면 도움이 된다. 숨을 억지로 참거나 힘을 쓰지 말자. 무언가 불편감이 느껴진다면 그 지점에서 숨을 내쉬며 느껴보자.

요추부 횡격막의 다리(crura)가 안정성 있게 지지해주었을 때 횡격막이 더 잘 스트레치가 되어 올라갈 수 있기에 누워서 만세 동작을 할 때는 등허리가 뒤로 젖혀지지 않는지 느끼면서 훈련하는 것이 중요하다. 충분히 익숙해지면 앉아서, 또는 서서 즐기되 이 부위에 웰빙밴드를 둘러 등허리가 뒤로 젖혀지지 않도록 하자. 숨을 내쉴 때 바닥을 살짝 밀어내듯이 웰빙밴드를 밀어내는 감각자극을 즐겨보자(그림 4-8).

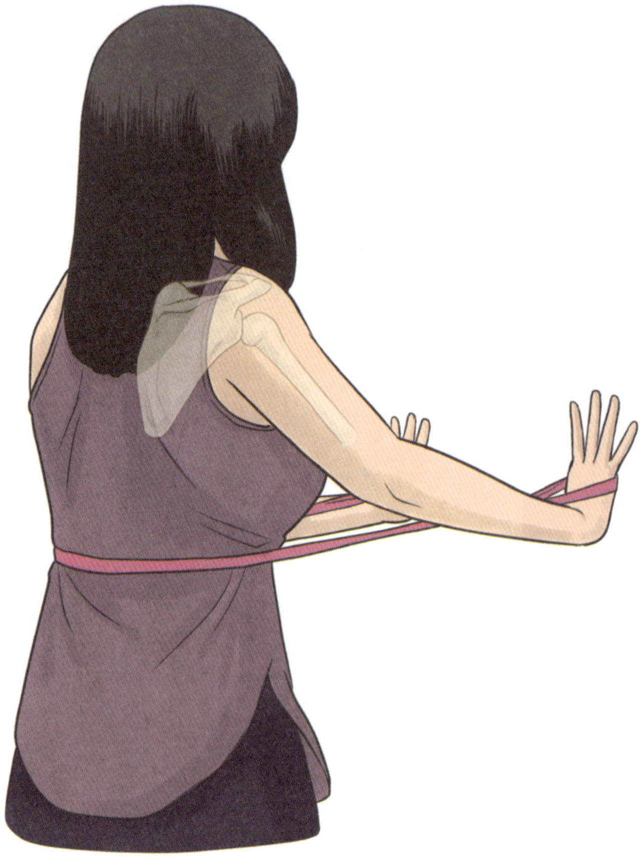

[그림4-8] 횡격막의 안정성을 위해 웰빙밴드를 등허리에 둘러 밀어내는 감각자극을 즐겨본다. 이 부위가 뒤로 젖혀지지 않도록 유지하면서 내쉬는 호흡, 즉 횡격막이 스트레치되어 올라갈 때 만세동작을 즐긴다. 어깨관절의 문제가 아닌 횡격막의 단축으로 만세를 하지 못하던 분들에겐 바로 효과를 볼 수 있는 어깨관절을 위한 운동법이기 때문이다. 안 쓰면 굳어진다. 어쩌면 오십견은 호흡 때문인지도 모른다.

거북목증후군과 손목터널증후군을 한방에 날리는 웰빙밴드 운동법

거북목증후군이란 둥근 어깨, 굽은 등과 함께한 일자목 증후군을 일컫는다. 목과 함께 어깨, 팔꿈치, 손목, 그리고 손가락 통증까지 호소하는 경우가 많다. 특히 손목터널증후군은 손목을 구부리는 근육 및 손가락을 구부리는 근육이 단축되면서 발생하는데 아기를 돌보는 엄마들이 호소하시는 주된 통증 중 하나다. 수유 등 육아를 할 때 자주 하는 자세가 둥근 어깨, 굽은 등, 그리고 일자목을 만들기 때문이다. 평소 수유자세나 육아자세와 반대되는 움직임을 틈틈이 해보자.

둥글게 말린 어깨를 펴주기 위해 등과 가슴을 펴주는 움직임, 일자목이 되지 않도록 심부 목굴곡근의 안정화운동과 함께 손가락 끝까지 힘 있게 늘리는 움직임을 반복해주는 것이다. 특히 손목과 손가락을 펴는 근육들을 적절히 자극해주면 좋다. 근막을 따라 등을 펴주는 근육들이 연결되어 있다는 사실을 기억하자.

지금부터 웰빙밴드를 활용한 일상생활형 운동법을 소개할까 한다. 횡격막 호흡과 함께 견갑대의 전관절가동범위 운동을 반복하면서 만세를 한다. 어깨뼈의 전관절가동범위 운동을 즐기다보면 둥근 어깨를 유발하는 소흉근의 긴장은 풀어지고 어깨관절의 안정성을 도모하는 회전근개가 활성화된다. 더불어 가슴근육의 긴장도 풀어지면서 자연스럽게 어깨의 가동범위가 넓어진다.

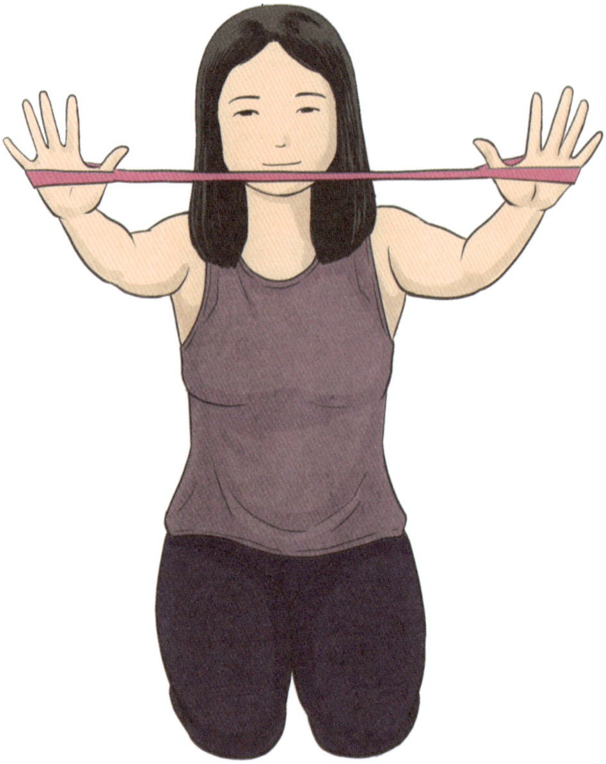

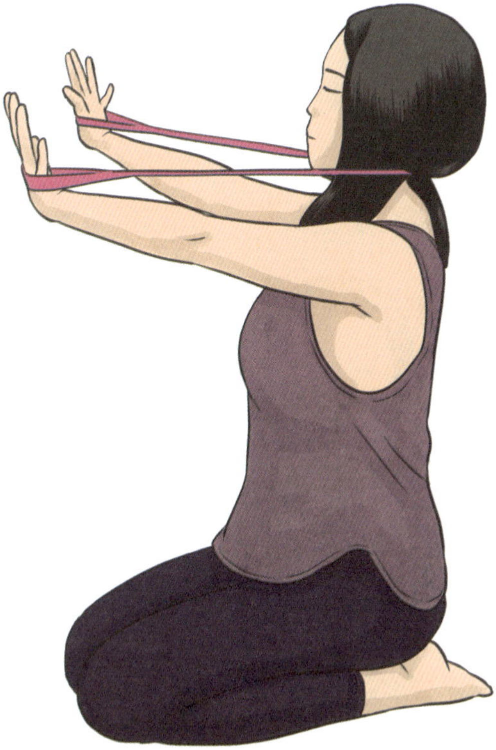

[그림4-9] 거북목증후군과 손목터널증후군을 한방에 날려보자.

만세동작을 할 때는 웰빙밴드 손잡이를 힘 있게 뻗어내어야 수월하게 동작을 즐기실 수 있다. 웰빙밴드 손잡이에 엄지까지 넣고 웰빙밴드를 목뼈의 아래쪽에 둘러 목을 뒤로, 웰빙밴드를 느끼면서 밀어낸다. 이렇게 목을 뒤로 밀어주면서, 턱을 살짝 당겨준다. 일자목에서 벗어나게 하는 데 효과적이다(그림 4-9).

손목과 손가락의 신전근에 좀 더 자극을 주고 싶다면 웰빙밴드 손잡이에 열 손가락을 넣고 동그라미를 만들어보자. 웰빙밴드의 저항감으로 등근육을 느끼기 쉬워질 것이다. 손목터널증후군이라면 엄지손가락에, 회전근개증후군이나 어깨뼈에 통증이 느껴진다면 넷째 손가락에 집중해보자(그림 4-10).

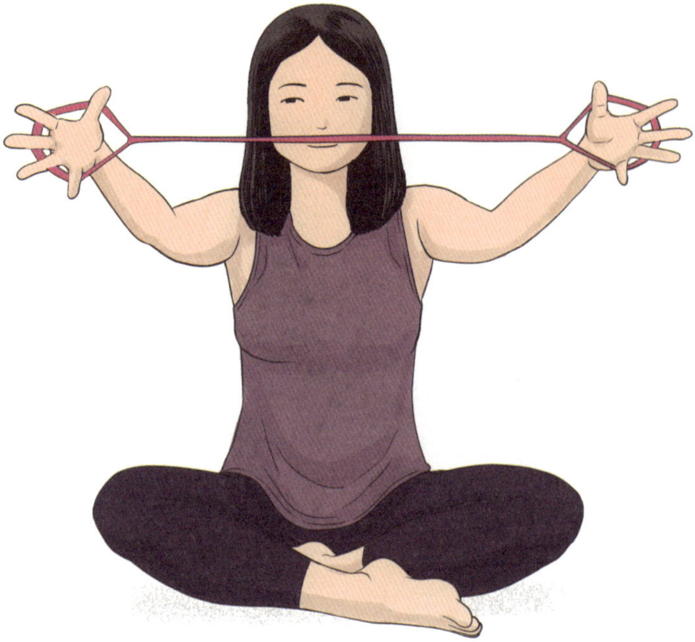

[그림4-10] 손목과 손가락의 신전근에 좀 더 자극을 주고 싶다면 웰빙밴드 손잡이에 열 손가락을 넣고 동그라미를 만들어보자.

허리와 다리를 풀어주는 햄스트링 운동법

햄스트링이라는 근육군은 골반의 좌골결절에 부착되어 엉덩관절과 무릎관절을 지나 하퇴로 연결되는 근육군이다. 좌골결절에 부착된 골반저근육과도 연결되기에 햄스트링 근육군이 뻣뻣해지면 허리, 골반, 무릎에 불편감을 느끼기 쉽다. 햄스트링근육군은 좌골결절에 부착되어 무릎의 바깥쪽과 안쪽으로 각각 부착되기에 방향에 맞게 안쪽으로도 바깥쪽으로도 힘 있게 늘려주면 좋다(그림 4-11).

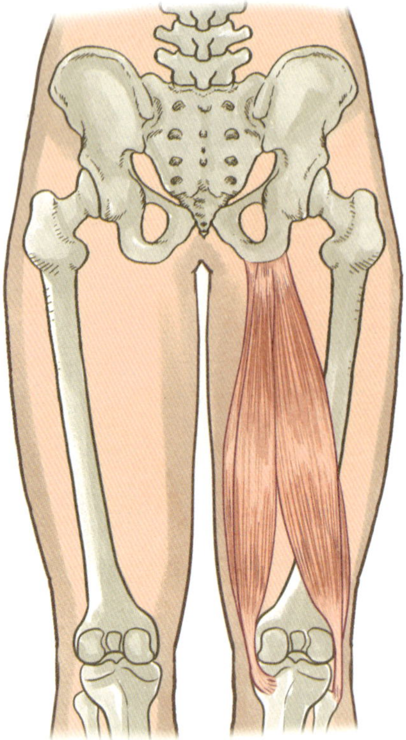

[그림4-11] 햄스트링 해부학 삽화

추천하고 싶은 방법은 바닥에 누워서 웰빙밴드로 발바닥을 닫아주어 햄스트링을 늘리는 방법이다. 허리가 둥글게 말리지 않게끔 등허리를 바닥으로 밀어주는 것이 포인트다. 이때 좌골결절은 더욱 아래로 내리기 위해 노력하고 발뒤꿈치는 더 위로 뻗어주면 효과적이다. 90도까지 햄스트링이 스트레치되어 다리가 올라오면 좋지만, 이렇게 하기 어려울 경우 발바닥을 밀어내며 통통 튕겨주어 근육의 긴장을 풀어주자. 내쉬는 호흡에 견갑대를 안정화시키고 손목에 무리한 긴장은 풀어준다(그림 4-12).

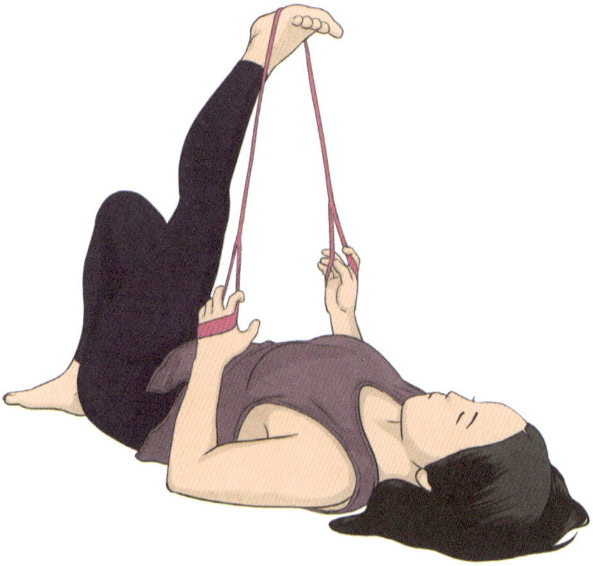

[그림4-12] 좌골결절에서 부착되어 무릎의 바깥쪽으로 부착된 햄스트링을 힘 있게 늘리기 위한 자세. 좌골결절은 더욱 아래로 내리기 위해 노력하고 발뒤꿈치는 더 위로 뻗어주면 효과적이다.

1.천장관절, 엉덩관절을 편안하게 해주는 대요근 이완법

햄스트링 운동법과 연결해서 두렵고 긴장되면 딱딱하게 굳기 쉬운 대요근의 탄성을 회복시켜보자. 횡격막이 요추부에 부착된 다리(crus) 부위에 대요근이 부착되어있다는 점을 기억해보자. 두려움이나 통증을 느낄 때 횡격막이 딱딱하게 굳어지면 대요근도 함께 딱딱하게 굳어진다. '영혼의 근육'이라 불리는 대요근을 어떻게 이완시키고 근육의 탄성을 회복할 수 있을까? (그림 4-13)

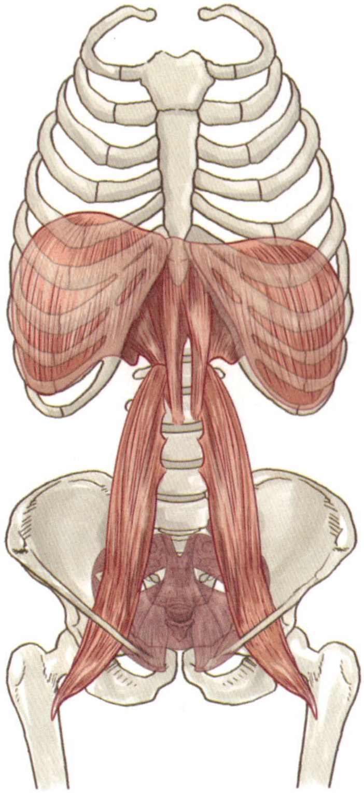

[그림4-13] 대요근의 해부학 삽화, 횡격막, 골반저와의 연관성

골반 밑에 폼롤러나 배게 등을 받쳐준다. 햄스트링 스트레칭을 하지 않는 다리를 내쉬는 숨에, 횡격막이 스트레치될 때 힘 있게 뻗어준다. 이때 '힐슬라이드'를 하면 좋은데 발뒤꿈치를 바닥에서 떨어뜨리지 않고 미끄러뜨리는 방법이다.

힐슬라이드 동작은 외복사근을 활성화(수축)시키는 데에도 효과가 있다. 복근근막을 탄탄하게 만들어 주는 것이다. 척추 요추부위의 횡돌기에 부착되어 골반을 가로질러 다리로 연결되는 대요근을 이완시키는 데도 효과적이다.

특히 장골근은 엉덩관절의 안정성에 무척이나 중요한 근육인데, 골반이 중립을 유지할 때 활성화된다. 허리가 둥글게 말리거나 너무 뒤로 젖혀진 자세는 골반의 중립을 무너뜨린다. 허리가 안 좋으면 엉덩관절에 관절염이 생기기 쉬워질 수 있다는 사실을 기억하자.

모든 동작에 횡격막 호흡은 필수다. 횡격막이 스트레치되어 올라갈 때 힘 있게 힐슬라이드를 하자! 발바닥 전체로 힘 있게 뻗어내는 동작을 즐기면서 햄스트링 스트레칭 된 다리를 안쪽으로, 바깥쪽으로 뻗어내며 햄스트링 스트레칭을 천천히, 정성껏 즐겨보자. 무릎을 구부리고 했던 것보다 조금 더 도전적일 것이다(그림 4-14).

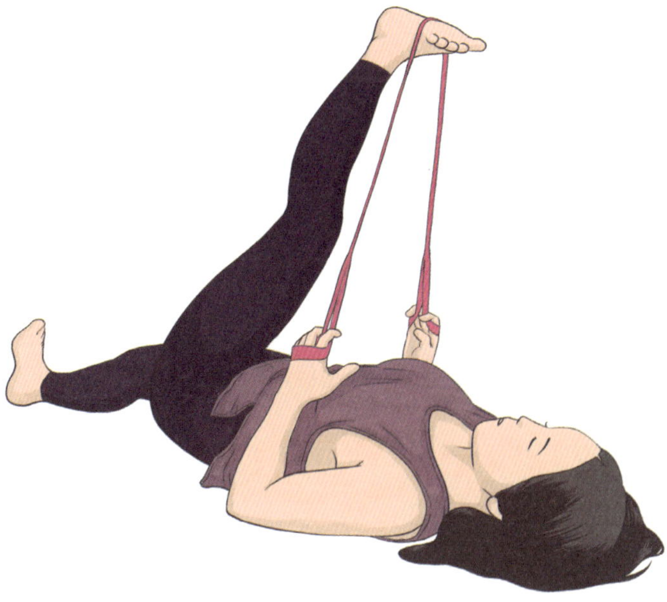

[그림4-14] 햄스트링 스트레칭 된 다리를 안쪽으로, 바깥쪽으로 뻗어내며 햄스트링 스트레칭을 천천히, 정성껏 즐겨보자. 무릎을 구부리고 했던 것보다 조금 더 도전적일 것이다.

2. 무지외반증, 족저근막염이여 안녕!

햄스트링 스트레칭을 위해 웰빙밴드로 발바닥을 닫아두고 뻗어낼 때 염두에 둘 동작은 '발뒤꿈치 뻗어내기, 새끼발가락쪽 발바닥, 엄지발가락쪽 발가락 뻗어내기'이다. 이러한 발의 삼점압은 서 있을 때도 중요하지만, 걸을 때 특히 중요하다. 우리가 걸을 때를 떠올려보자. 가장 먼저 발뒤꿈치가 바닥에 닿고 그 다음 새끼발가락 쪽, 마지막으로 엄지발가락 쪽으로 몸의 중심이 이동한다.

발바닥의 감각을 살려 삼점압으로 딛고 서는 훈련은 골반안정화 근육에 영향을 미친다. 엄지발가락을 바닥에 잘 딛지 못하는 분들은 대요근을 잘 활성화시키지 못한다. 엄지발가락에서부터 허벅지 안쪽을 지나 복부, 그리고 허리로 힘이 전달되는 것을 느껴보자(그림 4-14).

일상생활을 할 때도 발의 삼점압을 고루 느끼며 무릎, 엉덩관절, 골반을 지나 복부와 엉덩이 근육까지 힘이 전달되는 것을 느껴보자. 이때 좌골결절은 바닥으로 끌어내린다. 햄스트링 스트레칭 뿐만 아니라 종아리를 타고 발바닥 내재근의 수축과 스트레칭에도 효과적이다. 이러한 발의 내재근 활성화 운동을 통해 탄력 있는 족저근막을 키울 수 있다(그림 4-15).

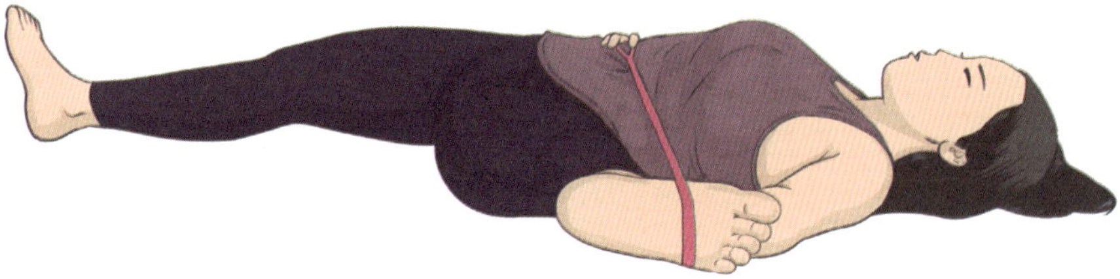

[그림4-15] 웰빙밴드로 발바닥을 닫아두고 뻗어낼 때 염두에 둘 동작은 '발뒤꿈치 뻗어내기, 새끼발가락쪽 발바닥, 엄지발가락쪽 발가락 뻗어내기'이다.

림프순환 씨퀀스로 즐기는 슈퍼맨 운동법

이마를 바닥에 대고 눕는다. 웰빙밴드를 허리 뒤에 두르고 손바닥은 바닥을 향한 상태에서 횡격막 호흡과 함께 견갑대의 전관절가동범위움직임을 즐긴다. 발뒤꿈치는 서로 마주보게 둔다. 이때 서혜부(Y존)가 바닥에 닿는데, 잘 닿지 않을 경우 고개를 편한 쪽으로 두고 한쪽씩 리드미컬하게 바닥에 놓아본다. 고개를 반대쪽으로도 두고 반복하면 양쪽 서혜부가 바닥으로 잘 내려온다(그림 4-16).

준비가 되었다면 깊게 숨을 들이마시고, 내 몸이 풍선이라고 생각하며 골반저근육을 살짝 수축해서 끌어올린다. 방귀를 참는 느낌 정도로 골반저근육을 수축시켜 숨을 내쉬면서 어깨와 등짝을 조여 끌어내리고 웰빙밴드 손잡이에 넣은 손바닥을 더 바닥 쪽으로 밀어낸다. 그리고 양 발끝을 살짝 들어 쭉 뻗는다. 심부코어인 횡격막, 골반저근육, 복횡근, 다열근을 먼저 깨워내는 것이다. 이 근육들은 저강도에서의 흔들리는 자극에 잘 활성화된다. 따라서 큰 힘을 쓰지 않고 살짝만 발끝을 들어 깊은 호흡을 즐겨본다(그림 4-17).

한 번 더 반복하면서 상체를 들어올린다. 머리끝부터 천골까지 연결되어 있다고 생각하고 뻗어낸다. 천천히 손바닥을 바닥에서 떼면서 웰빙밴드를 통통 튕겨주어 흔들리는 진동자극을 더해본다. 서서히 위로 뻗어 만세 동작까지 이어준다. 횡격막 호흡, 견갑대와 골반대의 움직임, 그리고 말단부까지 힘 있게 뻗어내는 림프순환 씨퀀스로 안전하게 슈퍼맨 동작을 즐겨보자(그림 4-18).

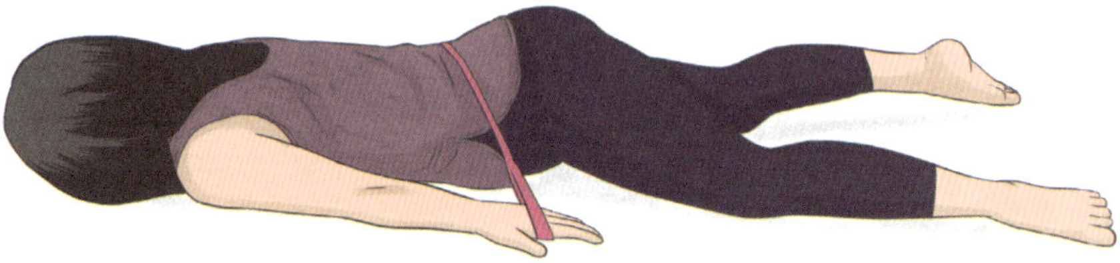

[그림4-16] 엎드려서의 골반대움직임. 서혜부가 바닥에 잘 닿지 않을 경우 고개를 편한 쪽으로 두고 한쪽씩 리드미컬하게 바닥에 놓아본다. 고개를 반대쪽으로도 두고 반복하면 양쪽 서혜부가 바닥으로 잘 내려온다.

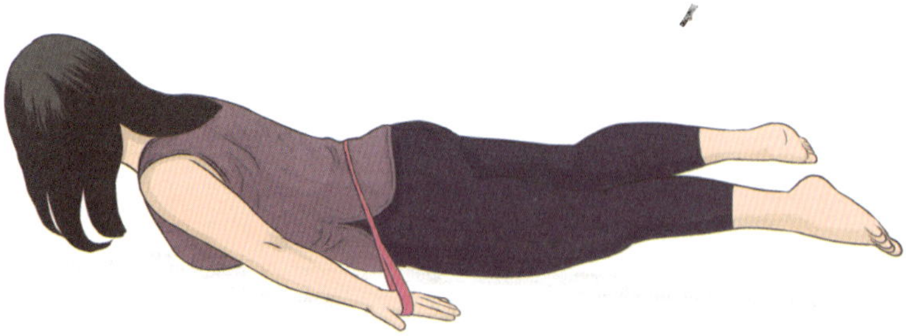

[그림4-17] 심부코어 활성화를 위한 저강도의 진동자극과 스트레치. 숨을 내쉬면서 어깨와 등짝을 조여 끌어내리고 웰빙밴드 손잡이에 넣은 손바닥을 더 바닥 쪽으로 밀어낸다. 그리고 양 발끝을 살짝 들어 쭉 뻗는다. 단계적으로 상체도 들어준다. 심부코어인 횡격막, 골반저근육, 복횡근, 다열근을 먼저 깨워내는 것이다.

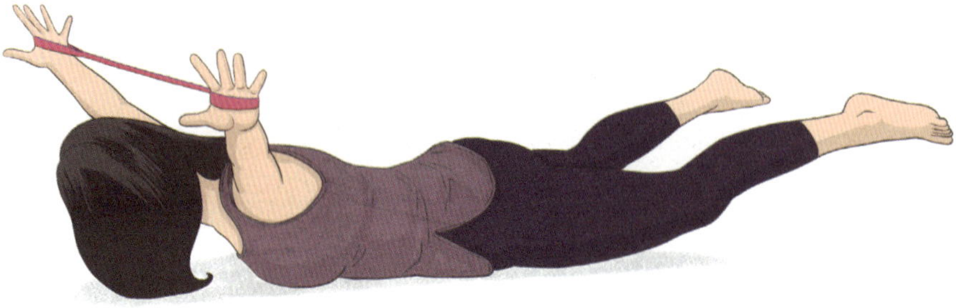

[그림4-18] 림프순환 씨퀀스로 안전하게 슈퍼맨 동작을 즐기기. 웰빙밴드를 통통 튕겨주어 흔들리는 진동자극을 더해 심부안정화근육들을 활성화시키면서 서서히 위로 뻗어 만세 동작까지 이어준다.

힙힌지로 완성되는 엉덩근육 운동법

골반저근육이 긴장되어 횡격막 호흡을 어려워하는 분들도 이 방법을 잘 익히면 제대로 서고 스쿼트를 즐길 수 있다. 엎드려 걸레질하는 자세에서 시작한다. 이때 어깨-손목, 엉덩관절-무릎이 수직이 되어야 관절에 무리가 가지 않는다. 정확한 동작을 따라하면 아기들이 네발기기를 하면서 얻게 되는 이점을 우리도 얻을 수 있다. 원리를 공부하면 운동처럼 일상에서의 노동을 즐길 수 있다.

평소 네발기기를 자주 하면 손바닥에서부터 팔꿈치, 어깨관절을 지나 어깨뼈까지 힘이 전달되어 어깨 안정성에 도움을 주는 심부의 회전근개를 적절히 협응하도록 하는 자극이 된다. 어깨뼈가 척추 및 갈비뼈에 부착되는 근육들의 적절한 협응력도 도모할 수 있기에 최고의 몸통안정화훈련이 되는 것이다.

이때 한 가지 더 추가할 사항이 있다. 바로 '힙힌지'이다. 몸의 중심을 뒤로 보내면서 손바닥을 쭉 밀어내는 동작을 취할 때 엉덩관절이 경첩처럼 접히도록 하면 골반저근육이 늘어난다. 내쉬는 숨에 몸의 중심을 뒤로 이동시키며 골반저근육이 부착되어 있는 좌골결절 사이를 넓히는 동작을 수시로 해보자 (그림 4-19).

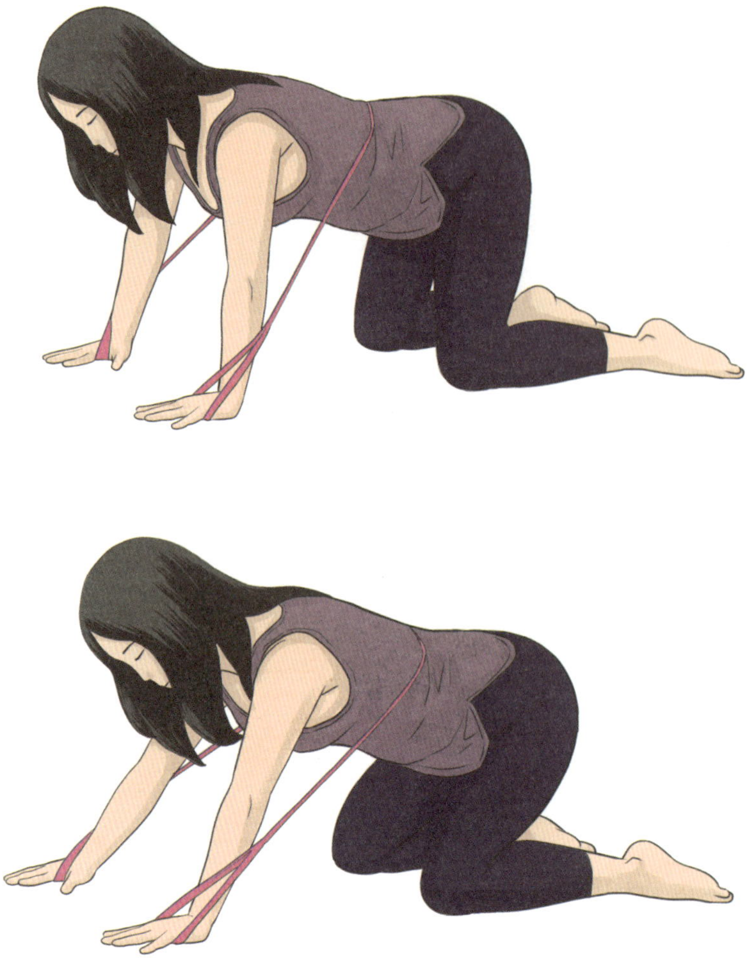

[그림4-19] 걸레질하는 자세에서 몸의 중심을 뒤로 보내면서 손바닥을 쭉 밀어내는 동작을 취할 때 엉덩관절이 경첩처럼 접히도록 힙힌지 동작을 즐겨보자.

1. 힙힌지와 만세운동의 결합-다운독 자세

숨을 내쉬면서 몸의 중심을 뒤로 보낼 때 힙힌지로 좌우 좌골결절사이를 넓혀 골반저근육을 이완시키거나 힘 있게 늘릴 수 있다. 이 상태에서 살짝 무릎을 드는 자세가 다운독(downward dog)의 시작이다(그림 4-20). 한쪽씩 무릎을 펴면서 발뒤꿈치를 바닥에 놓아준다. 살랑살랑 반복하다보면 양 발뒤꿈치가 잘 놓아지는 것을 느낄 것이다. 손바닥 발바닥을 쭉 밀어내는 것도 가능해진다.

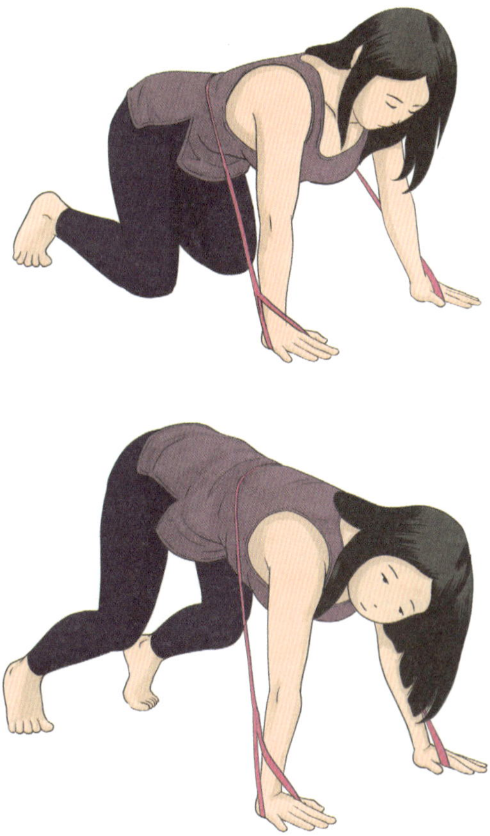

[그림4-20] 다운독의 시작

불편하다면 무릎을 꼭 펴지 않아도 괜찮다. 중요한 것은 힙힌지 자세를 유지하는 것이다. 좌우 좌골결절을 넓혀서 더 위로, 더 뒤로 향하도록 해보자. 손바닥으로 쭉 밀어내고, 목의 긴장은 푼 상태에서 등판의 근육을 늘려준다. 그리고 계속 무릎을 구부렸다 폈다를 반복하면서 긴장된 근육들을 풀어준다. 어느새 완벽한 다운독 자세를 즐기는 자신을 발견하게 될 것이다(그림 4-21).

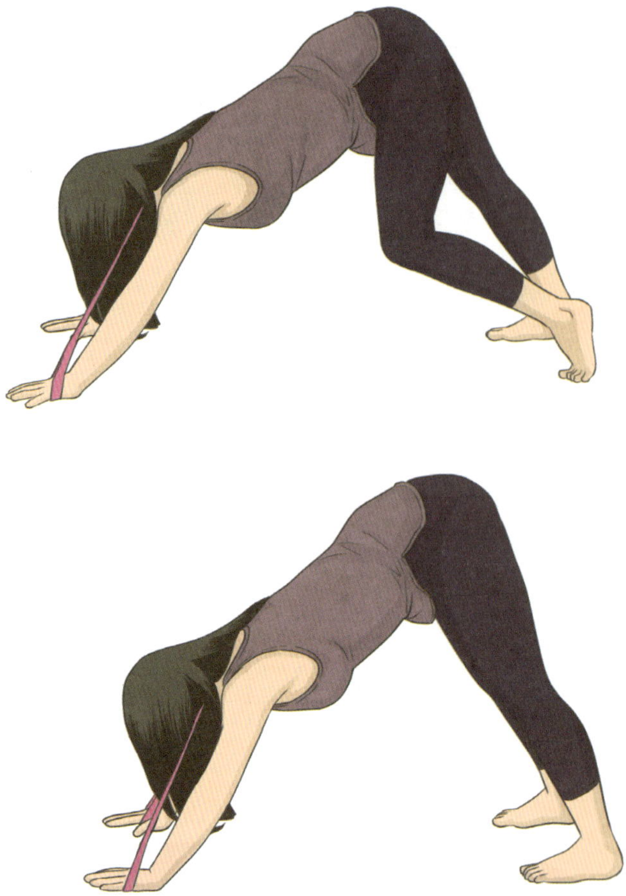

[그림4-21] 다운독

2.허리통증 및 치골통증 조절-힙힌지 스쿼트

'힙힌지'가 내 몸에 장착되었다면 일어나서 스쿼트를 즐겨보자. 무릎이 발가락을 튀어나가지 않도록 하는 것이 중요한 게 아니라, 힙힌지로 쪼그려 앉았다가 삼점압을 느끼면서 발바닥 전체로 뻗어내는 힘을 즐기는 것이 중요하다. 무릎이 모이거나 벌어지지 않는지 관찰하면서 해보자.

3.천장관절 및 어깨통증 조절-힙힌지 오버헤드 스쿼트

힙힌지 스쿼트를 즐기는 자세에서 웰빙밴드 손잡이로 손바닥을 닫아 만세를 하자. 손바닥-천골의 연결, 발바닥-장골의 연결로 천장관절의 안정성, 가동성에 영향을 주는 근육과 근막들이 함께 협응함을 느낄 수 있을 것이다. 시상면, 전두면, 횡단면의 움직임을 3차원으로 즐겨보자. 나는 이 동작을 천장관절댄스라고 부른다. 일명 '다 지나갈거야 댄스'이다. 시련이 지나면 겪어낸 경험의 감정만 남는다. 해결하기 어려운 난관에 부딪힌 느낌이 들 때 깊게 숨을 내쉬며 박자에 맞춰 리듬감 있게 즐기는 댄스이다. 경험해본 사람만 느낄 수 있다. 꼭 경험해보시기 바란다(그림 4-22).

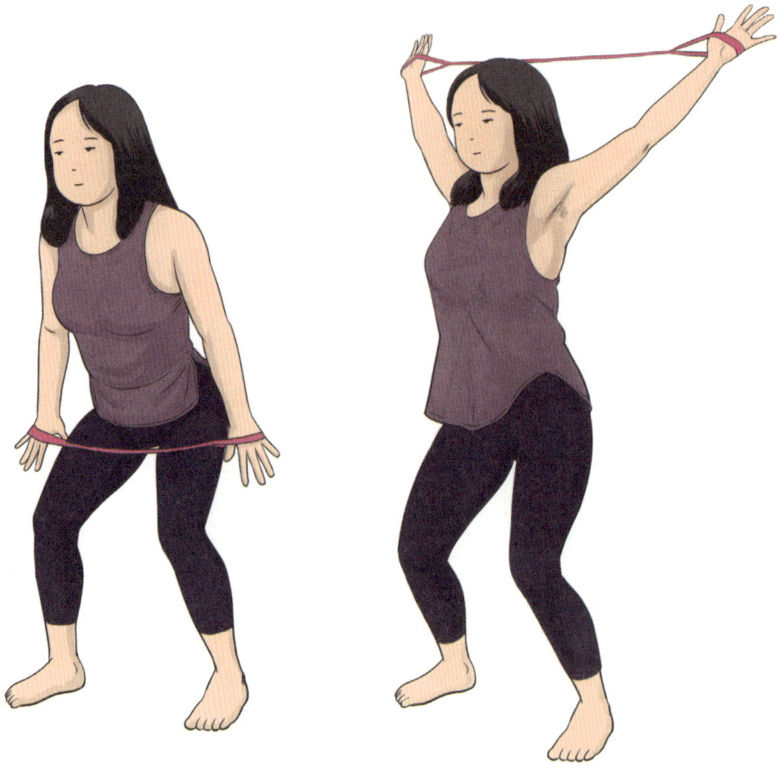

[그림4-22] 힙힌지 오버헤드 스쿼트

4. 내복사근, 외복사근의 협응을 위한 동작

오버헤드 스쿼트까지 완성되었으면 한쪽 다리를 반대편 다리 뒤로 교차시켜 발뒤꿈치까지 꾹 눌러보자. 뒤로 가져간 쪽 다리의 발바닥에서부터의 힘의 전달을 통해 내복사근이 힘있게 길게 늘어남을 느낄 수 있을 것이다. 이때 갈비뼈가 들리지 않도록 내쉬는 숨에 외복사근을 활성화시킨다. 웰빙밴드로 닫아둔 손바닥을 밀어내면서 그 저항감으로 전거근을 느껴본다. 외복사근·전거근 링크가 느껴질 것이다. 천장관절이 불안정해지고, 커진 자궁크기로 인해 벌어진 갈비뼈의 영향으로 단축되기 쉬운 내복사근은 길어지게, 늘어져서 약해진 외복사근은 짧게 수축될 수 있도록 하면서 어깨뼈의 안정성에 기여하는 전거근까지 활성화시킬 수 있는 움직임을 박자에 맞춰 리듬감 있게 댄스로 즐겨본다(그림 4-23).

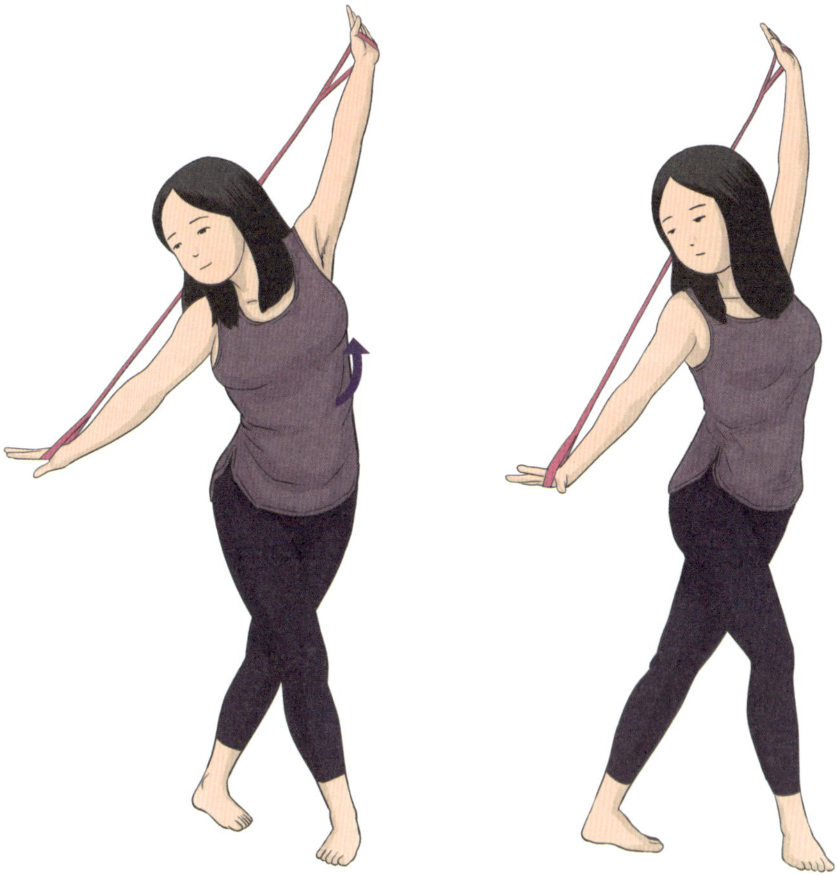

[그림4-23] 단축된 내복사근은 늘려주고, 늘어진 외복사근을 활성화시킨다. 벌어지려는 갈비뼈를 끌어내리며, 웰빙밴드 손잡이는 밀어내어 외복사근과 전거근의 연결성을 느껴본다.

근막슬라이딩의 완성, 택견품밟기 운동법

우리의 전통무예인 택견에 반했던 때가 대학 2학년 때였다. 고교시절에 근골격계통증과 우울감을 움직임으로 극복했었고, 무언가 심오한 원리가 있을 거라는 막연한 기대감에 과학교육, 생물전공으로 대학을 택했기에 운동종목을 하나 둘 접하던 시기였다. 배움은 느렸지만 필수과목으로 수영, 테니스 등을 접했고, 동아리 활동으로 태권도를 선택했다. 택견을 처음 접한 것도 이 때였다.

그러나 한동안 택견을 잊고 살았다. 움직임을 통해 몸과 마음이 치유되었던 원인을 밝혀내고픈 꿈을 함께 이야기 나눌 사람도 없었고 심지어 그다음 공부를 무엇으로 이어나가야 할지도 감을 잡지도 못해 시름시름 마음의 병을 앓기 시작했기 때문이다. 몸은 고단한데 새벽 2시즈음 눈이 번쩍 떠지면 다시 잠들기가 어려웠다. 배터리가 방전된 듯 우울증의 나락에 빠져들었다.

우울증을 극복하게 된 계기는 수영장에서 숨을 내쉬며 가라앉는 훈련 덕분이었다. 횡격막 스트레칭을 통해 이완을 제대로 경험했던 것이다. 이때의 경험으로 수중운동전문가의 길을 걸었다. 37세에 아이를 낳고 박사학위논문을 준비하는 과정에서 택견이 떠올랐다. 물에서 훈련하기 힘든 분들에게 림프순환, 근막슬라이딩, 체중심 이동훈련을 쉽게 전달할 수 있는 방법을 고민하다가 택견을 선택했다. '이크'라는 구령도 '하' '허'하는 소리들도 횡격막과 골반저에 적절한 자극을 줄 수 있는 소리라는 것을 어렴풋이 느낀 덕분이었을까.

우리 전통무예인 택견의 기본은 품밟기다. 발바닥으로 바닥을 즈려밟으며 체중심을 이동시키는 동작으로 구성되는데 특히 좌우 품밟기와 앞뒤 품밟기는 스쿼트와 런지동작의 변형으로 설명할 수 있다. 발바닥을 바닥에 닫아둔 채로 체중심을 이동시키는 동작이기에 복근과 엉덩이 근육 등 주변 근육들이 리듬감 있게 수축하면서 엉덩관절과 천장관절을 지지해준다.

웰빙밴드를 손바닥으로 밀어내며 즐겨보자. 척추를 따라 천골의 안정성이 도모되어 몸 천체의 근육들이 협응을 할 것이다. 웰빙밴드 손잡이로 손바닥을 닫아두고 즐기면 더욱 효율적이다. 강도가 높지 않으면서도 움직임을 통한 감각자극을 통해 두뇌를 활성화시켜 웰빙감, 실행력, 자기효능감을 높여준다. 림프순환, 근막순환에도 더없이 좋다. 강도 높은 운동을 하기 힘든 분들, 무릎이 아픈 분들, 어르신들, 천장관절이 불안정한 임산부들에게 강력하게 추천한다 (그림 4-24).

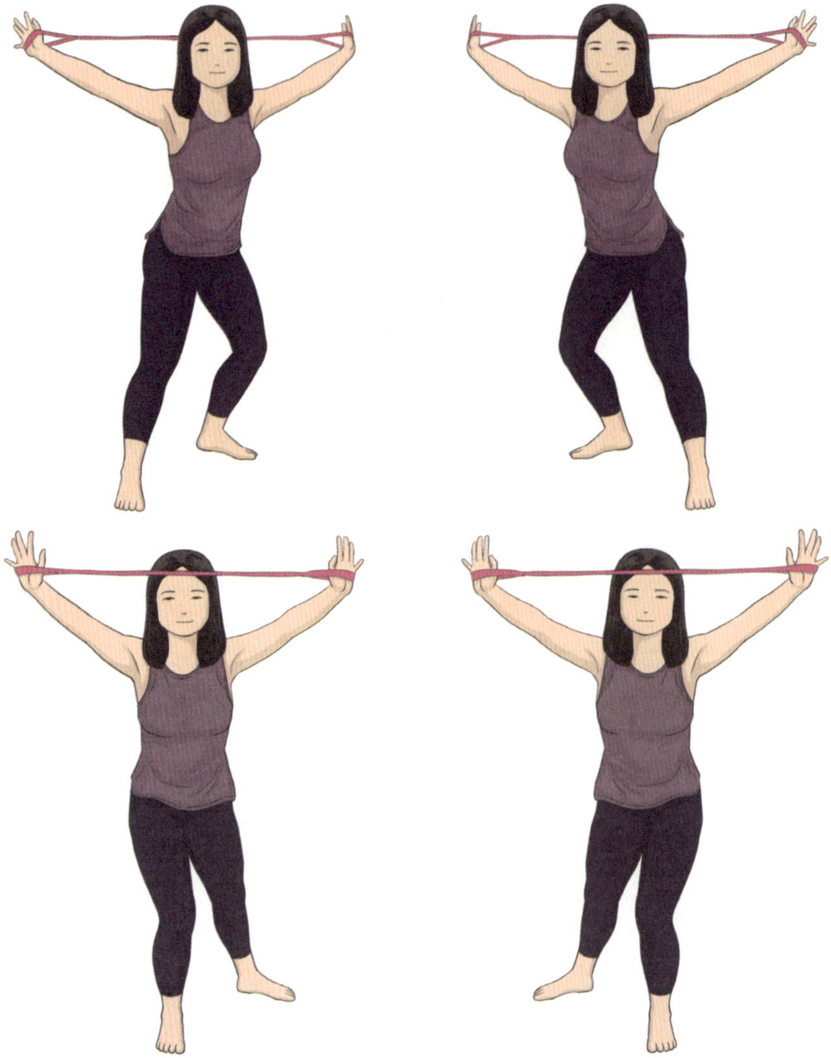

[그림4-24] 택견품밟기 중에서 앞뒤 품밟기. 체중심을 앞발로, 그리고 뒷발로 옮겨주면서 바닥을 즈려밟는다. 발바닥으로의 힘의 전달이 발목, 무릎, 엉덩관절을 타고 들어가 엉덩관절의 압박력으로 작용하여 골반을 안정화시키는 복근과 엉덩이 근육을 활성화한다. 이때 손바닥도 바닥을 즈려밟듯이 웰빙밴드 손잡이를 밀어내는 저항감으로 몸통안정화근육을 활성화하여 결과적으로는 장골과 천골이 만나는 천장관절의 안정성을 도모할 수 있는 매우 효율적인 움직임으로 즐길 수 있다. 이 동작을 '아리랑'음악에 맞춰 즐기면 자연스럽게 삼박자에 삼각형의 움직임을 동적(dynamic balance exercises)으로 즐기며 두뇌활성화운동으로 좋은 무한대 그리기 운동법을 댄스로 즐길 수 있게 된다.

엘리트 선수들도 즐기는 플라이오메트릭 운동법

"독박육아하면서 어깨, 목이 망가진 것 같아요. 요즘 또 많이 아프네요. 근육을 강화시키는 센 운동을 해야 할까요?"

"육아와 집안일로 제대로 쉬지도 못하면서 계속 움직이는데 살이 점점 쪄요. 운동 강도를 높이는 게 좋을까요?"

평소 자주 받는 질문들이다. 어떻게 하는 게 좋을까? 운동 강도를 높이는 게 좋을까? 고강도 운동의 에너지원은 즉각적으로 쓸 수 있는 연료인 포도당, 즉 탄수화물이다. 어느 정도 운동시간이 지속되면서 스트레스 호르몬에 의한 지방분해가 가속화되어 혈액 속에 방출되면서 지방을 에너지원으로 쓰게 된다. 그래서 고강도 운동을 오랜 시간 해내기 어려우니 고강도 운동을 잠시하고 쉬었다가 다시 해내는 인터벌트레이닝이 유행인 것 같다.

문제는 이러한 고강도 운동을 준비가 안 된 몸으로 해내기가 어렵다는 것이다. 저질체력이라서, 근육이 없어서 운동을 못하겠다는 하소연이 나오는 것도 자연스러운 일이다. 그러나 지방을 연소시키기 위해 반드시 고강도 운동을 해야만 하는 것은 아니다. 어떤 종류의 자극이라도 좋다.

지방을 분해시켜 혈중으로 방출시키는 코티졸이라는 스트레스 호르몬은 사실 정신적, 심리적 스트레스를 받을 때에도 방출된다. 다만 스테로이드 계열이기에 시간이 좀 오래 걸릴 뿐이다. 그래서 살을 빼고 싶다면 일상생활 중 짬짬이 스트레스 받을 때 하라고 권하곤 한다. 나쁜 스트레스를 좋은 스트레스로 극복하면서 지방을 빼주는 것이다. 이렇게 조금씩 자극을 주어 내 몸이 반응하는 것을 즐기다 보면 어느새 적응이 되어간다. 그 다음에 강도를 조금씩 높이면서 새로운 움직임에 도전해볼 것을 권한다.

노력에 대해 기대치 못한 보상감이 주어질 때 우리 뇌는 기뻐 날뛴다. 도파민이라는 신경전달물질 덕분이다. 너무 기뻐서 또 하고 싶어지는데, 이것이 중독의 시작이다. 운동을 습관으로 들이는 일은 생각보다 어려운 일이 아니다. 뇌가 좋아하도록 만들면 된다. 독한 의지가 아니라 기대치 못한 보상감에 중독된 나의 뇌가 운동습관을 일상에 장착시켜줄 것이다.

건강을 위해서는 하루 10분 3회 림프순환 씨퀀스에 맞춘 근막슬라이딩으로 살짝 숨이 차오르는 정도의 유산소, 근지구력, 균형능력운동에 도전하는 것으로 충분하다. 하지만 그 정도로는 우리의 뇌가 흥분하긴 쉽지 않다. 웰빙감과 함께 탄탄한 몸매를 만들면 어떨까? 거울 속에 비친 내 모습이 하루하루 달라지는 것을 보며 높은 만족감을 느끼게 될 것이다.

하루 60분 저강도의 원심성 근수축과 구심성 근수축의 반복인 플라이오메트릭 댄스를 즐겨보자. 강도는 높지 않아 오랜 시간 즐길 수 있기에 체지방을 연료로 쓰면서도 고강도 운동에서나 동원되는 속근섬유(fast twitch muscle fibers)를 깨워내는 운동을 댄스로 즐기는 방법이다.

원심성 근수축이란 근육이 길어지면서 수축하는 것이다. 스쿼트를 할 때 허벅지 근육이나 엉덩이 근육이 길어지면서 힘쓰는 것을 떠올려보면 된다. 허벅지 근육은 무릎을 펼 때 짧아지는 구심성 근수축을 한다. 쪼그려 앉는 스쿼트 동작은 무릎을 구부리는 것이다. 허벅지 근육이 길어지면서 수축(원심성 근수축)하는데 무릎을 펴는 구심성 근수축을 할 때보다 더 효율적으로 속근을 동원시킨다.

원심성 근수축 운동을 통해 신체활동이 부족하거나 노화가 진행되는 근육에서 쉽게 사라지는 속근섬유를 동원한다는 사실은 무척이나 중요한 개념이다. 어르신들이 민첩하게 버스에 올라타지 못하는 것도, 폭발적인 힘을 내어 점프하지 못하는 것도 이러한 근육들이 먼저 사라지기 때문이다. 일상을 활기차게 살아가기 위해 포기할 수 없는 근육인 것이다.

모든 근육엔 꾸준히 지속적으로 수축할 수 있는 지근섬유와 빠르고 폭발적으로 수축하여 힘을 쓰게끔 하지만 빨리 지쳐 피로해지는 속근섬유가 섞여 있다. 비율의 문제인 것이다. 자세 유지를 위한 항중력근들은 지근섬유의 비율이 높고, 빠르고 힘찬 움직임을 위한 허벅지나 엉덩이의 근육들은 속근섬유의 비율이 높다. 신체활동의 강도가 높아질수록 지근섬유부터 동원되다가 속근섬유가 동원되기에 신체활동이 부족한 현대인들은 노화를 겪는 어르신들처럼 속근섬유가 잘 동원되지 않는 이유가 여기에 있다.

아침부터 밤까지 피로감을 느끼기에 운동을 할 엄두조차 내지 못한다고 낙담할 필요는 없다. 고강도로 운동량을 높이지 않아도 속근섬유가 동원될 수 있는 근수축 방법이 있기 때문이다. 그것이 바로 근육의 길이가 길어지면서 수축하는 원심성 근수축의 매력이다.

엉덩이 근육이 길어지는 원심성 근수축 운동을 일상에서 질 좋은 움직임으로 즐겨보자. 좌골결절을 넓혀서 바르게 앉고, 발바닥 전체로 바닥을 힘 있게 밀어내면서 일어서기가 그 시작이 될 수 있다. 발바닥을 바닥에 닫아두고 닫힌사슬운동을 통해 원심성 근수축과 구심성 근수축이 반복될 때 우리의 근육들은 협응하고 근막슬라이딩이 원활히 이루어지며, 근막슬라이딩 존의 감각수용체의 정보가 우리의 뇌로 전달된다.

이러한 정의는 최근 유럽지역에서 근막이완, 근막트레이닝 연구자들에 의해 활발하게 연구되고 있다. 그들은 근육에 힘을 빼고 근막의 탄성을 활용해서 움직일 것을 강조한다. 원심성 근수축과 함께 근막에 늘어나는 자극을 주어 근막피트니스를 추구할 것을 강조하는 운동그룹도 있다. 캥거루의 점프력은 근육보다는 이러한 근육을 싸고 있는 근막의 탄성에 의한 폭발적인 힘이라고 주장되기도 한다.

나는 이것을 플라이오메트릭, 즉 근육의 원심성 근수축과 구심성 근수축의 반복을 통한 에너지의 저장과 폭발로 연결지어 이해하고 싶다. 닫힌사슬운동으로 원심성 근수축과 구심성 근수축을 반복적으로 해주는 것이 플라이오메트릭 훈련이다. 강도를 좀 더 높이고자 한다면 발바닥 전체로 인지하며 높은 곳에서 뛰어내리고 다시 뛰어오르는 점프를 반복할 수도 있다.

플라이오메트릭적 자극을 팔과 몸통에도 주고 싶다면 무거운 볼을 주고 받기 운동이 효과적이다. 유연하고 탱글탱글한 근막을 내 몸에 장착하고 싶으시다면 바로 시작해보자. 나른한 오후엔 공을 주고 받듯이 웰빙밴드 손잡이를 손바닥으로 튕기듯 밀어내면서 댄스를 즐기고, 피곤하고 지친 저녁엔 웰빙밴드 손잡이에 발바닥을 밀어내고 탕탕탕 튕겨본다. 가장 저강도의 플라이오메트릭을 즐길 수 있을 것이다(그림 4-25).

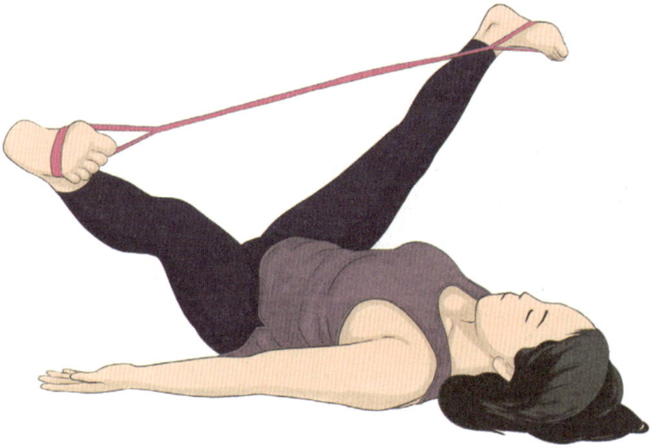

[그림4-25] 피곤하고 지친 저녁엔 웰빙밴드 손잡이에 발바닥을 밀어내고 탕탕탕 튕겨본다. 효율적인 림프· 근막운동이자 휴식 같은 운동, 저강도 플라이오메트릭을 즐길 수 있게 된다. 서혜부의 림프절로의 림프순환을 도모할 뿐만 아니라, 천골부위의 부교감신경절을 활성화시켜 림프청소와 함께 이완과 회복을 위한 숙면을 즐기는데 도움을 받을 것이다.

PART 5

내 몸의 안부를 물어주자

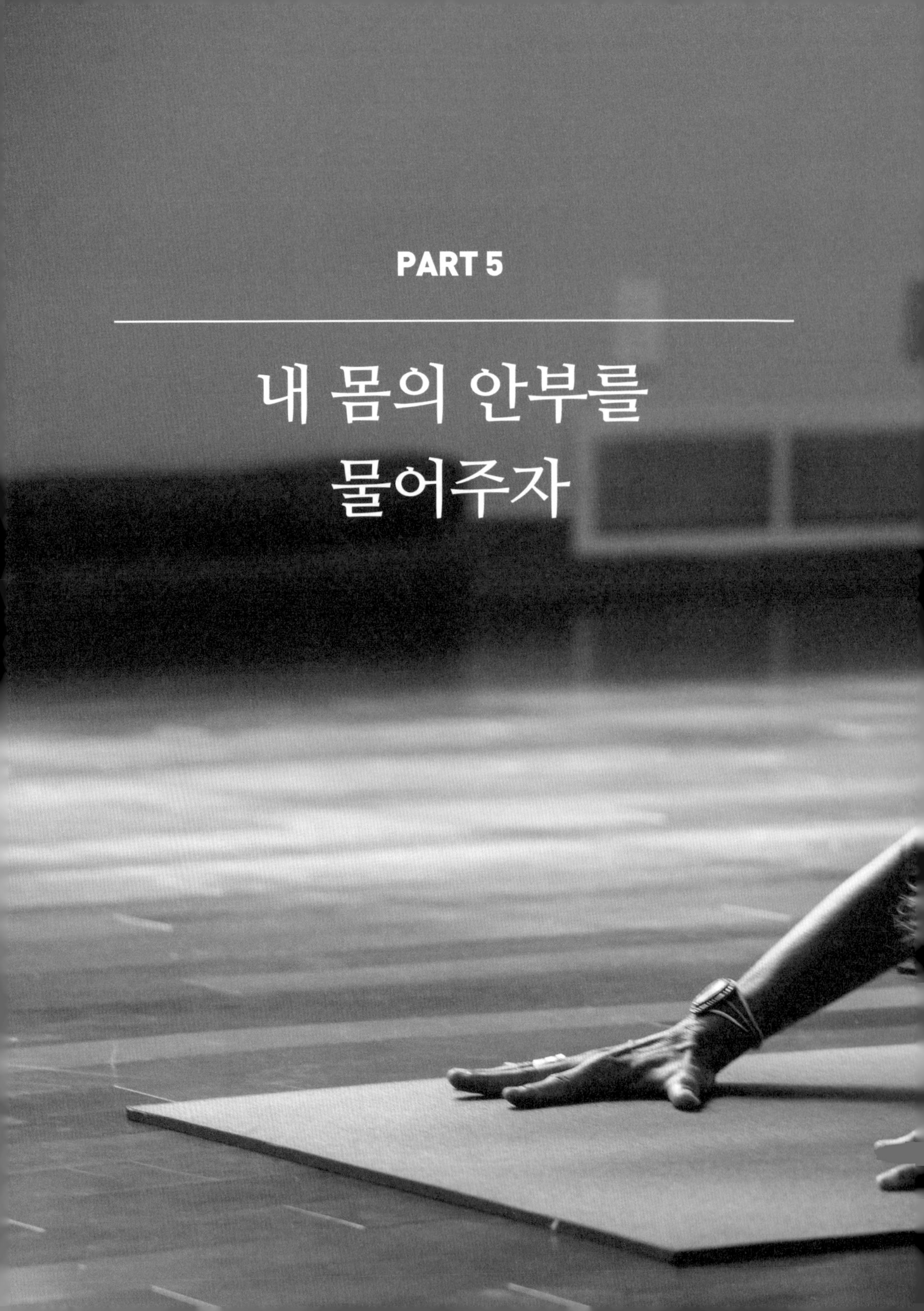

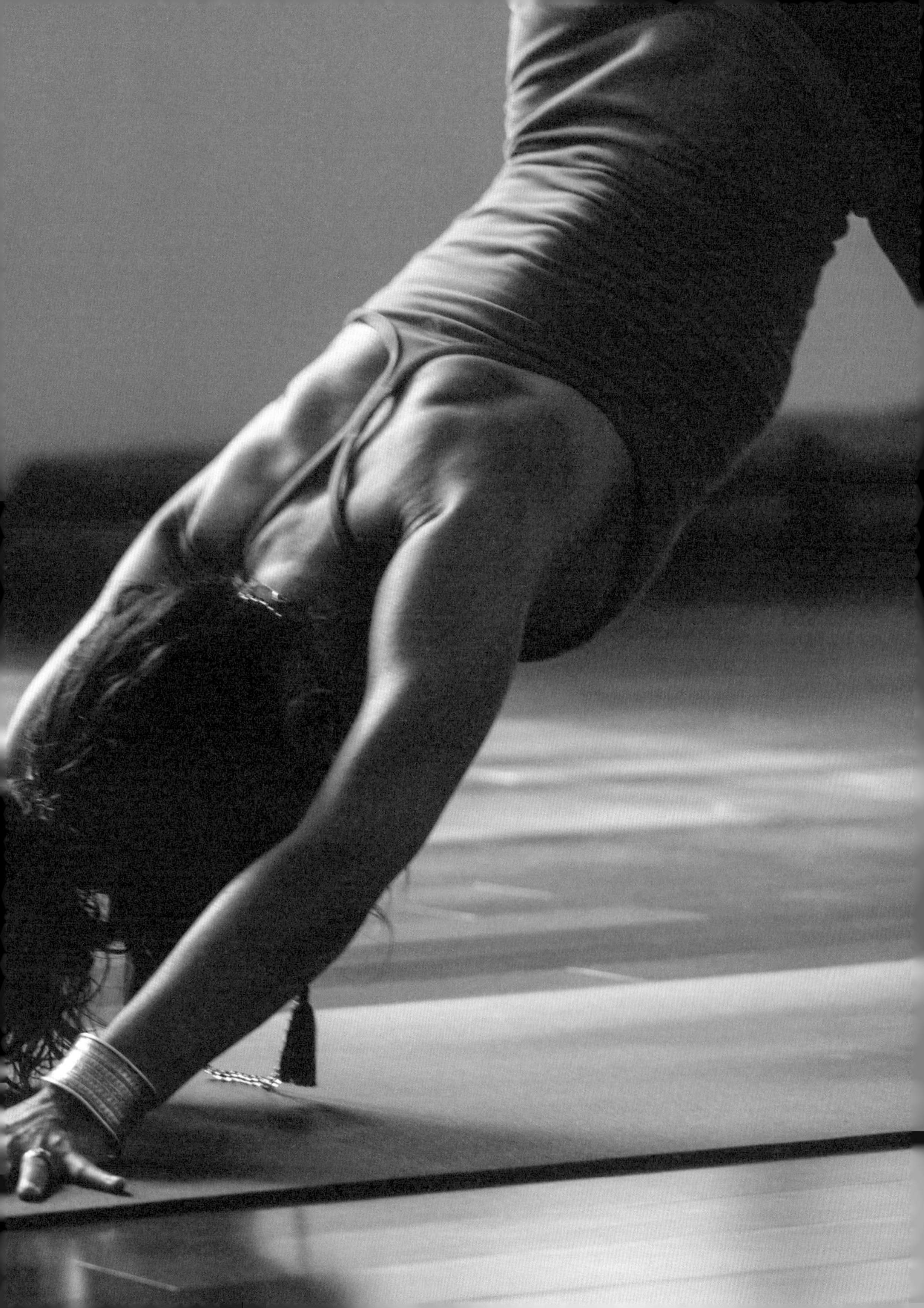

5부에서는 통증과 우울감을 떨치고 삶에서 웰빙감을 느끼고 계신 분들의 실제 사례를 실었다. 내 몸을 돌보는 일은 자신의 안부를 물어봐주는 일과 같다. 웰빙감이란, 안녕감이다.

지금 통증에 시달리더라도 괜찮다. 매일 매일 자신을 위한 시간을 갖고 조금씩, 동시에, 꾸준히 돌봐주면 우리 몸은 반드시 달라진다. 마음(뇌)과의 소통으로 뇌회로가 변화되기 때문이다. 특히, 오랜 시간 고생하고 있는 만성통증이라면, 뇌회로의 오작동에 의한 경우일 수 있기에 통증을 민감하게 느끼는 몸이라고 포기하거나 좌절하지 말고 섬세하고 부드럽게 미주신경을 활성화시키는 움직임부터 해나가자. 어느새 달라진 몸을 느끼게 될 것이다.

[사례1] 양수가 터져서 급하게 제왕절개를 했어요

임신하고 39주 4일째 되던 날, 양수가 터졌습니다. 너무 놀라서 급히 병원으로 갔고 유도분만을 진행하게 되었어요. 정말 이때의 심정을 어떻게 표현할 수 있을까요. 5시간이 지났는데도 분만은 40% 가량이 진행되었을 뿐입니다. 그동안 태아 심박수는 2번이나 떨어졌어요. 내진 시 아기의 머리 압박이 심해 결국 자연분만을 포기하고 응급으로 제왕절개 수술을 할 수밖에 없었습니다. 진통이 있던 상태라 전신 마취로 진행되었고, 기관지 삽관까지 받았어요.

아기는 무사히 태어났습니다. 건강한 아기를 안고 얼마나 울었는지 모릅니다. 그런데 수술 후 제 몸이 이상했습니다. 수술을 한 부위는 물론 목과 어깨까지 통증이 심했거든요. 통증은 일주일 정도 지속되었는데 수술을 한 부위와 배꼽 주변의 감각이 잘 느껴지지 않고 힘이 들어가지 않았습니다. 몸이 회복되지 않으면 어쩌나 걱정이 커지면서 우울감도 심하게 찾아오더군요. 열흘이 지난 후엔 배꼽 주위로 힘이 살짝 들어가는 상태입니다.

얼마나 놀랐을지 본인이 아니면 상상하기 힘들 것이다. 조심하고 또 조심한다고 해도 출산과정에서 다양한 일이 일어난다. 본인의 부주의나 잘못으로 인한 일이 아니라는 점을 꼭 기억하셨으면 좋겠다.

제왕절개는 복부를 열어 근막을 자르고 방광을 밀어내린 후 자궁을 절개하는 큰 수술이다. 제왕절개로 아이를 출산하는 경우를 종종 보다보니 별 거

아닌 일이라고 치부하기도 하는데 쉽게 생각하면 오산이다. 수술 자체가 몸에 부담을 크게 주는 일이고 출산 이후의 부작용도 있을 수 있기 때문이다. 게다가 기관지 삽관까지 했으니 전체적으로 몸이 많이 놀라고 긴장된 상태였을 것이다.

수술 부위의 통증을 줄이고 심리적으로도 과민해지지 않도록 돕기 위한 방법으로 '탈 민감화 훈련법'이 있다. 바로 호흡과 함께 근막 슬라이딩을 병행하는 것이다. 호흡과 근막 슬라이딩은 림프가 순환되는 것을 돕는다. 림프순환이 잘 되어야 세포바깥바탕질에 깨끗한 체액이 유지되기에 근막의 질도 좋아진다. 근육 및 내장기를 감싸고 있는 포장지와 같은 근막은 체액이 대부분을 차지하고 있다. 그 외 콜라겐이나 엘라스틴(탄성섬유)으로 채워져 우리 몸의 탄력을 유지해준다. 골격근이나 내장기의 평활근 같은 각각의 근섬유들이 잘 수축하고 이완하려면 근막이 잘 미끄러지는 근막 슬라이딩이 가능해야 한다.

그렇다면 질 좋은 근막을 어떻게 유지할 수 있을까? 섬유아세포가 콜라겐을 잘 만드는 게 중요하다. 근막을 따라 전달되는 진동 감각과 스트레치 감각은 콜라겐을 생성하고 배열하는 데 좋은 영향을 미친다. 상처와 같은 자극은 콜라겐을 생성하라는 신호를 작동시킨다. 이때 근막에 적절한 자극이 주어지지 않으면 생성된 콜라겐도 적절한 배열을 이루지 못하고 아무렇게나 자리를 잡게 되어 보기 흉한 흉터로 남는다. 피부 가까운 표면층뿐만 아니라 여러 층의 근막에 생긴 상처일 경우 조직 사이의 유착이 형성되고 결과적으로 근막 슬라이딩이 원활히 이루어지지 못하게 되는 것이다.

탈 민감화 훈련법은 상처에 약한 자극을 가함으로써 뇌에서 통증으로 느끼지 않도록 훈련시키는 방법인데, 직접적으로 자극을 가하기 어려울 때 깊은 호흡으로 인한 근막 슬라이딩은 더욱 효과적이다. 6주 후 상처가 완전히 아물고 난 후부터 스카티슈마사지를 하는 게 좋다. 스카티슈마사지는 호흡과 함께 가장 바깥쪽 근막부터 스스로 근막슬라이딩을 만들어내는 마사지 방법이다. 근막의 유착을 방지하기 위해 가장 바깥의 피부, 피부 안쪽의 복근 근막들, 그리고 복근 근막 안쪽 자궁의 스카티슈를 마사지하여 근막 슬라이딩을 회복시키는 방법으로 하루 10분 3회, 2년 이상 지속할 것을 권한다. 이때 무릎을 세우고 누워서, 또는 앉아서 골반대의 리드미컬한 움직임을 즐기면 더욱 효과적이다.

***

[사례2] 산후조리를 잘 못해서 이러는 거래요.

출산 후 어지러움증, 오한, 기진맥진 증상으로 한의원을 찾으니 산후풍이라고, 산후관리를 잘 못해서 그런 거라고 치료가 쉽지 않을 것 같다고 하더군요.

막달이 되어가면서 허리, 엉치 통증이 심해졌어요. 어깨, 등, 손목의 통증과 함께 오른쪽 복숭아뼈 통증은 손상이후 이십대부터 고질병이구요. 어린이집 선생으로 근무 중엔 몸을 아끼지 않고 일했습니다. 치질이 의심되어 병원을 방문했다가 이십대에 하반신 마취하고 항문절개술을 받았습니다. 그럼 대변 보기 쉬울 거라는 의사의 권유로요. 그런데 아이를 낳고부터 제 몸이 너무 이상했습니다. 아기가 잘 안 내려와서 위에서 누군가

눌러서 밀어내리기를 몇 번이나 반복했었어요. 출산과정이 너무나 끔찍했습니다. [엄마들의 몸 공부] 줌강의 신청이후, 불편감 설문지에 응답하며 선생님과 인터뷰하는 과정에서 하나씩 떠올랐어요. "아, 내가 너무나 나와의 소통에 무심했구나"하는 것을요. 지금은 꾸준히 골반저근육 이완과 수축, 그리고 골반대 움직임을 해주니 허리와 엉치의 통증이 조금씩 완화됨이 느껴져 신기합니다.

교감신경 항진으로 인한 변비 및 치질 증상을 항문절개술로 골반저근육에 칼을 댄 결과 골반저근육의 근막 유착이 더욱 심해져 교감신경 항진의 악순환이 계속되어진 상태로 생각된다. 이럴 경우 교감신경의 독주를 막고자 애쓰던 미주신경에 과부하가 발생할 수 있다고 한다. '미주신경성 실신' 증상은 생각보다 흔하다. 그 정도에 차이가 있을 뿐이다.

어린이집 선생님의 경우, 특히나 아이들에게 맞춰진 근무환경 때문에 더욱 더 구부정한 자세로 하루를 보낼 가능성이 높다. 많은 어린이집 선생님들이 반복적인 가위질에 의한 손과 손목의 통증을 호소한다. 구부정한 자세로 아이들을 안아 올리기도 한다.

우리 몸은 반복적으로 자극을 받는 대로 변화한다. 거의 대부분의 질환을 생활습관병이라고 말할 수 있는 이유다. 자연분만이라 불리는 질식분만을 잘 해내기위해서는 복강내압의 조절 및 골반저근육의 이완이 잘 되어야 하는데, 평상시에 골반저근육을 잘 이완시키기 못해 대변을 잘 보지 못했던 습관을 가지신 분이라면 아이를 낳을 때에도 마찬가지로 골반저의 이완을 제대로 이루지 못했을 것이다. 더불어 항문절개술까지 받으신 경우엔 상상하기도 끔찍하다.

골반저근육의 긴장은 교감신경항진과 연관된다. 트라우마 치료 분야의 대가인 주디스 허먼(Judith Herman)의 3단계 모델에 기반을 두고 있는 《트라우마 치료의 실제》(Trauma Practice: Anna B. Baranowsky, J. Eric Gentry, D. Franklin Schultz 공저, 안명희 안미라 역, 박영스토리, 2019)라는 심리치료 책에는 골반저근육의 이완을 통한 자기 조절, 부교감신경계와 교감신경계의 지배 조절이 가능함이 자세히 설명되어 있다. 이분의 경우, 라식수술 이후 눈에 실핏줄이 자꾸 터지는 증상도 이와 연관될 것이다. 교감신경이 활성화되면 심장과 골격근 이외의 혈관들은 수축시킨다. 혈압이 높아지니 터지기 쉬워지는 것이다. 교감신경항진증을 누그러뜨릴 수 있는 미주신경활성화운동법, 즉 이완반응을 몸에 장착시키기를 바란다.

***

[사례3] 힙시트 사용이 허리골반통의 원인일 수 있다구요?

3년 전 출산 당시 60시간 진통을 했고, 출산 시 과다출혈로 출산 후 입원기간이 길어지긴 했지만 회음부 통증 외 다른 불편감은 없었습니다. 그런데, 시간이 지나면서 왼쪽의 골반통과 함께 왼쪽 발목이 시큰거리는 증상도 시작되어 지금까지 지속되고 있습니다. 현재 서 있을 때 오른쪽 다리에 비해 왼쪽 다리에 힘이 안 들어가는 게 느껴지고, 딱딱한 바닥에 누우면 왼쪽 허리에 통증이 있습니다. 아기를 낮잠 재울 때 힙시트로 안아서 재우는데 아기 안고 좌우로 몸을 흔들면 왼쪽 다리와 연결된 골반 쪽에서 뚝뚝 소리가 나곤 했습니다. 한 달 전쯤 어금니 쪽 턱뼈에 통증이 느껴졌는데, 골반 틀어짐 등의 원인으로 턱관절 근육에 이상이 왔을 가능성이 있다는 진단을 받았습니다. 편두통도 몇 차례 발생했고요. 산부인과 진료에서는 회음부 외부에서 볼 때 소변 나오는 곳이 좀 내려앉고 늘어져 있는 것처럼 보이지만 내부 근육들은 문제없이 잘 살아있으니 걱정 안 해도 된다고 하셨어요. 쪼그려 앉았다가 확 일어날 때나 배란 이후에 아랫배에 통증이 있어서 질염이나 골반염을 의심했는데 다행히 이상이 없다는 진단이 나왔습니다. 다만 재채기를 세게 할 때 오줌이 약간 지린 듯 나오는 증상이 있습니다.

약간의 스트레스성 요실금, 즉 복압성 요실금 증상을 겪고 계신 것 같다. 복강내압이 높아질 때마다 골반저근육이 빠르게 수축해서 실금을 방지하게 되는데, 출산과정에서 그 부위가 많이 늘어진 듯하다. 근육이 짧아지거나 길어지게 변형되면 근육이 약해진다고 표현하는 것을 잘 이해하기 바란다. 적정한 길이를 유지해야 근육길이의 변화에 민감하게 반응하여 근수축을 개시하게끔 정보를 주는 고유수용감각에 의해 근육은 잘 수축할 수 있고, 그 탄성을 유지할 수 있기에 강한 근육이라고 할 수 있다. 신경과의 상호작용이 중요한데, 받아들이는 감각에 의해 운동명령이 내려질 수 있기에 근육이 적정길이를 유지하는 것은 너무나도 중요하다. 그와 함께 근막슬라이딩이 부드럽게 이루어져야 그 감각정보가 뇌로 잘 전달될 수 있다는 점도 다시 한 번 기억해두자.

이 사례의 경우, 아마도 아기 머리가 빠져나올 때 회음부 열상과 함께 골반저근육과 근막이 과도하게 늘어난 듯하다. 소변이 새지 않도록 잡아주는 것이 골반저근육의 기능이기도 하지만 골반저근육의 근막구조가 방광, 자궁, 직장의 근막과 함께 그 구조물들을 잘 지지하고 있다는 것도 기억해야한다. 골반저근육이 늘어져버리면 방광, 자궁, 직장이 서로 의지하고 있는 각도에 영향을 줄 수밖에 없다. 자궁 앞의 방광의 목이 적절하게 구부러져있어야 소변이 새지 않기에 방광의 목의 각도는 특히 중요하다. 적극적으로 골반저근육의 탄성회복 운동에 집중해주자. 횡격막 호흡과 함께 골반저근육의 탄성회복 운동을 함께 꾸준히 하면 불편감이 많이 해소될 것이다. 누워서부터 차근차근 시행해가면 좋겠다. 만나서 테스트를 해본 결과 횡격막과 대요근의 경직으로인해 골반의 중심안정화 능력이 떨어진 것을 확인할 수 있었다. 운동편에서 소개해드린 횡격막 호흡과 함께하는 대요근의 탄성회복훈련과 함께 발바닥의 삼점압을 인지하여 여러 근육의 협응능력을 높일 수 있는 저강도의 운동법들을 꾸준히 해볼 것을 권해드렸다. 3년이상 아이를 힙시트를 이용해서 안고 지내온 골반. 골반을 약간 앞으로 뺀 자세로 아기를 안을 수 밖에 없기에 습관적으로 활성화되는 근육에 의해 골반은 변형되기 쉬워진다. 앞에서 공부한 천장관절편의 그림을 떠올리며 전체적인 몸의 이완과 함께 근육의 협응을 느껴가시길 바란다.

***

[사례4] 출산 후 허리가 아파요.

물리치료사로서 제 자신의 복직근이개를 확인할 수 있었습니다. 밑이 빠지는 느낌, 부종, 변비, 치질 증상이 있구요. 소변보는 횟수가 잦습니다. 편두통, 피로감이 심합니다. 임신 중 입덧이 유독 심했습니다. 첫째는 7개월까지, 둘째는 출산하는 분만실에서까지 입덧을 했죠. 38주에 입덧 때문에 유도분만을 진행해달라고 했습니다.

밑이 빠지는 느낌, 부종, 변비, 치질, 소변보는 횟수 잦음, 피로감 등은 골반저근육의 과긴장으로 인한 기능 저하의 일반적인 특징으로 여겨진다. 힘을 쓸 때 복강내압조절 실패로 인한 복직근이개로 허리통증에 시달릴 수 있었으리라 생각된다. 횡격막 호흡의 효과는 바로 골반저근막, 복근근막, 등허리근막과의 협응에 의한 흉강과 복강내압의 조절에 의하기 때문이다.

림프순환의 펌프인 복강내압의 조절은 내장기의 근막슬라이딩에 의한 미주신경활성화를 돕는다. 골반저근육이 딱딱하게 굳은 상태로는 교감신경항진상태로 치달을 수밖에 없고, 사례자가 호소하는 증상들이 바로 그 결과들이다. 특히 질 좋은 움직임, 근막슬라이딩에 의한 몸과 마음(뇌)의 소통이 단절됨으로서 섬엽으로 내 몸의 상태에 대한 정보가 적절히 전달되기 어려워진다. 몸을 제대로 느낄 수 있도록 돕는 뇌 기능의 항상성을 조절해주는 섬엽의 중요성에 대해 다시 한 번 강조하지 않을 수 없다.

입덧이란 사실, 태아를 보호하기 위한 자연스러운 과정일 수 있지만, 이

입덧에 대해 안 좋은 기억으로 우리의 뇌가 반응하게 될 수 있다. 즉, 통증이나 불편감에 대해 제대로 느끼게 해주는 섬엽이 항상성을 잘 유지해주어야 하는데, 섬엽이 제대로 기능하지 못하면 모든 자극을 투쟁-도피 반응을 유발하는 교감신경 항진 쪽으로 몰아가 버릴 수 있다.

첫째 아이 때의 괴로웠던 입덧에 대한 두려움이 둘째 아이 임신 때에 삶을 유지할 수 없을 정도로 힘들게 만들어버린 듯하다. 이럴 때 특히 미주신경활성화, 즉 내장기의 근막슬라이딩을 도모하는 호흡과 함께하는 부드러운 움직임이 중요하다. 근막슬라이딩 존의 신체내부수용감각 수용체를 통한 감각자극을 섬엽으로 꾸준히 제공해주어 섬엽이 과민하게 정보를 받아들이지 않도록 하는 것이다.

문제는 우리는 아프고, 두렵고, 우울하면 숨조차 제대로 못 쉬고 웅크리고 움직이지 않으려고 한다는 것이다. 이러한 악순환은 스스로 끊어주어야 한다. 그렇지 못하면 횡격막 호흡에 의한 적절한 복강내압조절이 어려워진다. 힘을 쓸 때 우리 몸통의 복압은 높아질 수밖에 없는데, 근육은 길게 늘어져도 약해지고, 짧게 단축되어도 약해진다. 이렇게 약해진 부위에 탈이 나게 되는 것이다. 근육이 잘 늘어나기도 하고 짧게 수축할 수 있도록 그 탄성을 회복시켜주어야 한다. 길게 내쉬는 숨에 살랑살랑 리드미컬한 골반대의 움직임부터 시작해보자. 몸통을 안정화시켜주는 심부의 근육들부터 차근차근 협응적으로 수축되는 근막슬라이딩이 일어날 수 있는 몸을 만드는 것이다. 근막을 뻣뻣하게 만들어버려 근육의 협응적인 수축이 일어나지 못하게 방해하는 두려움의 요소들을 떨치기 위해 질 좋은 움직임을 내게 선물해주는 시간을 즐기시기 바란다.

[사례5] 자궁하수증 진단을 받고 치료받았다가 3일 앓아누웠어요.

저는 세 아이 엄마 10년차입니다. 세 아이 엄마가 되기 위해 제 몸에는 6명의 생명이 있었고, 그 중 3명의 아이는 유산했죠. 첫째 둘째는 임신초기에 하혈을 많이 했었고, 첫째 때는 유산기가 있다 해서 유산방지주사도 맞고 입원을 하고 절대안정 딱지도 붙이고 누워 지냈어요. 둘째 때도 역시 하혈을 많이 했구요.

첫째 출산 막달에 알게 된 자연주의출산센터에서 아이를 낳게되었어요. 두려움 없이 온전히 내 몸의 이완과 호흡으로 아이가 나오려는 신호에 함께 하는 출산 말이죠. 산후조리원에 있던 다른 산모들이 부러워할 정도로 몸의 회복이 빨랐고, 두 아이를 키울 때는 크게 힘든건 없었어요. 그냥 보통의 엄마들처럼 약간의 골골 거리는 정도. 그런데 셋째를 임신한 순간부터 몸이 많이 힘들었어요. 갈비뼈가 아플 정도의 기침을 했고, 집에서 두툼한 패딩조끼를 입고 있어도 등에 스며드는 한기에 온몸이 냉기 속에 있는 것 같았어요. 셋째 임신 때는 배 뭉침도 자주 있었고, 밑이 빠질 것 같아서 아이들 양치시키는 것도 다리를 벌벌 떨다가 주저앉고 그랬었어요. 남편은 해외근무 중이라 혼자서 3살, 5살 두 아이를 챙기며 이사도 혼자 하고 힘든 시간을 보냈습니다.

셋째를 낳고는 5개월 정도부터는 허리가 너무너무 아파서 누워 자는 것도 고통이었고, 셋째 돌이 지나고 잠잘 때도 등이 따끔따끔 불편한 통증감 때문에 잠을 제대로 못잤어요. 급기야 셋째 임신 때 밑이 빠질 것 같아서 서 있기가 힘든 그 느낌이 자주 왔고, 아이들 밥 챙겨주다 말고 소파에 눕곤 했어요. 입에서는 절로 앓는 소리가 나오더라구요. 누가 보면 겉으로는 너무 멀쩡한데. 언제 밑에 통증이 올지 몰라서 어디 외출하는 것도 자신이 없어지고, 장거리 운전을 해야 할 땐 거의 울면서 운전을 했었어요.

운전석에 앉아서 1시간 이상 운전을 하면 허리부터 골반까지 너무너무 고통스러웠고, 등과 허리가 너무 따갑고 심지어 밑이 부어서 불편감이 더해졌어요. 아이 셋을 키워야 하는 엄마이기에 치료받으러 병원을 다녔어요. 그 무렵 저희 집 둘째도 원인을 알 수 없는 두통과 구토, 안구통증, 잦은 코피, 비염 등의 문제가 있고, 어린 셋째의 잦은 병치레 때문에 잠을 4시간 쭉 이어서 자보는 게 소원이었어요.

엄마가 되면서 특히 아픈 아이가 있으면 마음도 힘들면서 수면의 질도 너무 많이 떨어지니 그 부분도 한 몫 한 것 같아요. 일단 엄마인 내 몸이 견뎌내야 아이도 챙기지 싶어서, 제 몸을 챙기기로 뒤늦게 생각하게 됩니다. 내 몸이 아픈데 도대체 어디를 가야하는지를 모르겠더라고요.

제가 제 몸을 좀 알고 싶어서 다녔던 병원은 내과, 산부인과, 신경외과, 한의원이었어요. 그 중에 가장 나았던 건 집에서 왕복 3시간 거리의 한의원이었어요. 포털사이트에 검색어로 '밑이 빠질 것 같은 증세'로 넣어서 검색해 봐도 나오는 게 없더라구요. 어디를 가야하는지조차 감이 안 오는 저의 통증. 그러다 우연히 자궁하수증일 것 같다는 수의사인 친구의 이야기에 산부인과에 찾아가보니, 밑이 빠질 것 같던 저의 느낌은 사실이었어요. 실제로 밑이 빠져 있었던 것이었죠. 이걸 아는 데까지 걸린 시간이 1년 반이었어요.

서울 A병원에서 자궁하수증 1-2기 진단과 함께, 더 나빠지지 않는 정도의 예방이 가능한 케겔운동치료를 꾸준히 하자고 처방을 내려주셨어요. 치료실에서 전기자극을 통한 케겔운동을 20여분 1회 받고 심하게 몸살을 앓았어요. 이 방법은 내게 맞지 않는 것 같다는 생각이 들어서 더 진행하지 않았어요.

어디가 문제인지를 이제 알았으니 어떻게 나아져야 할까를 고민하며 찾던 중 인생 최초의 운동을 하게 되었습니다. 남들은 첫날부터 구르는 동작을 별 어려움 없이 하는데, 저는 석 달 동안 구토증세가 나서 그냥 누워서 살짝 살짝 움직이는 정도만 했어요. 그런데 그 정도 한 것만으로도 온몸이 나른하고 잠이 쏟아지더라구요. 과격하지 않은 운동을 2년 하면서 조금씩 몸이 나아져 갑니다. 아직 밑은 불편감이 종종 나타나고, 체력적인 한계도 매일 저녁이면 느끼던 중 체력을 높이는 운동을 해야 할지 고민을 했습니다. 그 인연으로 임상원 선생님을 소개받고 만나게 되었어요.

"나는 왜 아플까? 어떻게 하면 안 힘들까?"

셋째 임신 후 지난 5년 동안 제가 늘 갖고 있던 의문들에 대한 답을 2019년 12월 임상원 선생님을 만나고 몸을 움직이면서 알게 되었어요. 첫 만남에서부터 온갖 동작들을 요구하며 제 몸 컨디션을 체크하셨어요. 불편감 설문지에 체크를 하면서 그간 제 몸이 살아온 이야기를 자연스럽게 풀어내게 되더라구요. 저도 제가 어땠는지를 다시 생각해보는 시간을 가지게 되고, 제가 하나씩 생각해내는 이야기들에 귀 기울여 들어주셨고, 그 안에서 실마리를 찾아보고, 제가 해본 동작들의 피드백에서 힌트를 얻고, 그렇게 하나하나 제 몸 통증에 얽혀 있던 실타래를 풀어갔습니다.

실타래를 선생님 혼자서만 푸신 게 아니라, 저도 같이 실뭉치를 잡고 잘 따라오게 만드시더라구요. 그간 들인 정성에 비해 제가 좀처럼 받아들이지 않으니, 제 몸을 실시간 초음파로 보여주셨어요. 선생님 예상대로 제 몸은 골반저근육이 호흡이나 움직임에 맞춰 협응해서 움직여주지 못하고 과긴장하고 있었어요. 해결책으로 제 몸에 맞는 움직임인 '네발기기 자세에서 골반저이완을 경험하며 익히는 힙힌지' 동작을 알려주셨고, 몇 번의 '힙힌지'를 하고는 2년 넘게 남들 몰래 24시간 바지 안에 하고 있던 골반교정벨트를 빼게 되었습니다! 그 벨트 없으면 전 서 있지도 못했는데 제가 벨트 없이 살고 있어요!

진정한 치유의 시작은 나의 통증에 관심을 가져주고 공감해주는 누군가가 있다는 믿음에서 시작된다는 생각이 듭니다. 매번 "요즘 몸 어때요?"라고 적극적으로 물어봐주신 선생님의 관심이 부담스러웠지만, 좋았습니다. 누군가가 아픈 나의 몸에 관심을 가져주고, 나의 통증에 관심을 가져준 거기서부터 치유가 시작되었어요.

"어떻게 여태 이렇게 살았어요?"

저 혼자 애썼던 시간을 알아주는 이 말에 큰 위로를 받았어요. 정말로 어지간하면 아프다는 소리조차 하지 않을 만큼 엄살 부리지 않고 살았는데, 어쩌다 아프다고 하면 "정말 아픈 거 맞냐?"며 가까운 사람들이 귀찮음이 섞인 눈빛을 보냈어요. 그게 가장 큰 상처였던 것 같아요. 그 상처를 어루만져주는 것이 정말 중요하다는 걸 알았습니다. 몸이 아팠던 만큼 마음도 아팠나봅니다. 아픈 사람에게 인정을 보이고, 생명을 품고 낳고 키우는 여자의 몸에 대해서도 관심을 갖고, 임신기간과 출산기간 동안 변화하는 여자의 몸에 대해 배려해주는 사회가 되면 좋겠습니다. 그것이 바로 공감력이겠죠.

처음 만났을 때 자궁하수증 진단을 받으셨다기에 나도 골반저근육의 늘어짐으로 이해했다. 복압성 요실금은 없었고, 단지 야간뇨가 2~3회 있는 점, 골반이 묵직하고 피로감이 심하며 제대로 서 있기 힘들다는 점 등이 굉장히 흥미로웠다. 스쿼트 자세는 아예 취할 수도 없었다. 누워서 웰빙밴드를 뻗어내며 만세 동작을 시켜봤더니 어깨가 아파서 못하는 것이 아니라 횡격막이 제대

로 스트레치를 하지 못하고 있다는 걸 알게 되었다. 골반대의 리드미컬한 움직임을 통해, 그리고 요추부의 횡격막 다리가 잘 안정화될 수 있도록 등허리가 들뜨지 않게끔 해주고 반복해보았다. 결국 첫 만남에서 등허리가 들뜨지 않고 만세 동작을 해냈다.

처음 만난 날 2시간 동안 불편감 설문지를 작성하고 몸에 대해 이해하는 시간을 가졌다. 이후 실시간초음파 업체에 부탁드려 근막슬라이딩을 직접 눈으로 확인시켰는데, 복근근막의 슬라이딩과 골반저근육의 반응을 눈으로 보곤 바로 골반벨트를 빼버리는 게 아닌가! 그리고 호흡과 함께 골반저를 잘 늘어나게 그리고 수축하게 할 수 있는 네발기기 자세에서의 힙힌지운동, 일어서서 스쿼트 동작을 실시했다. 그날 바로 좋아져서 나도 놀랐던 기억이 난다. 자궁하수증, 즉 자궁이 빠질 것 같은 것을 골반저근육이 꽉 잡고 있던 것을 놓아주는 것에서부터 몸의 회복이 시작되었다. 자궁하수증이라고 무조건 케겔운동은 답이 아니라는 것을 보여주신 산증인인 셈이다.

그렇게 '엄마들의 몸 공부' 줌 강의가 시작되었다. 본인이 낳고 나서 아파서 힘들어하는 사례를 발견하고 다른 엄마를 도와주려는 공감력에서부터 시작되었다. 아이를 낳고 기르며 통증으로 힘들어하는 엄마를 돕고 싶어 하는 마음, 이 공감력에 의해 소통의 창구가 열렸다. 지지와 연대의 모임이 형성된 것이다. 그리고 이렇게 책을 쓰게 되었다. 더 많은 엄마들과 소통하고 공감하며 조금씩, 꾸준히 몸 공부하는 문화를 형성해나가기 위해서.

***

[사례6] 유방암 수술과 치료이후 몸이 붓고 뻣뻣해요.

저는 2008년 유방암 진단을 받았고 전절제수술을 비롯하여 총 8차 항암과 30회의 방사선 치료를 받았습니다. 당시는 수술과 동시에 유방복원술을 진행하는 방식이 대세라 저도 수술하면서 바로 보형물을 삽입하였지만 1차 항암치료 후 수술 부위에 열이 나고 통증이 생겨 결국 보형물을 제거할 수밖에 없었고 그대로 방사선 치료까지 진행되었습니다.

6개월간의 긴 치료를 마치고 나니 제 몸은 방사선후유증으로 피부와 근막의 유착이 심해져 깊은 숨쉬기가 어려웠고 수시로 갈비뼈에 쥐가 나고 목과 등근육의 통증으로 인해 불편한 날들을 보내야만 했습니다. 작업치료사로서 직업상 팔을 많이 쓰기도 하지만 집안일과 병행하다보니 어느 날부터 왼쪽 팔이 붓고 무겁고 통증도 생겼습니다. 병원에서는 '림프부종'이라며 압박스타킹과 약을 처방해주었고, "팔을 쓰지 마라, 일을 하지 마라"는 말을 할 뿐 어떻게 운동을 해야 하는지 또 어떤 운동을 해야 하는지에 대해서는 알려주지 않았습니다. 물리치료와 압박스타킹 착용으로 부종은 줄었지만 통증은 여전하여 한의원과 경락마사지 등 도움이 될 만한 것이 있다면 다하고 지냈습니다. 그러나 시원한 느낌도 며칠뿐이었고 겨드랑이 쪽에 뭔가 고여 있는 것 같은 불편함과 답답함, 가슴을 누르는 압박감은 여전히 남아 있었습니다.

그러던 중 '암수술 대비 및 회복을 위한 관리법'이라는 강좌를 알게 되었고 임상원 선생님을 처음 만났습니다. 근거 중심의 운동법을 설명해주시고 동작으로 직접 느끼게 해주는 강의는 참으로 신선했습니다. 단순한 스트레칭이나 근력운동이 아니라 '림프순환 씨퀀스에 따른 근막슬라이딩'을 경험하고 나니 10년 간 고여 있던 겨드랑이에 불편함과 가슴을 누르는 듯한 압박감이 사라졌고 팔은 솜털처럼 가벼워졌습니다. 나아질 것 같지 않던 답답함과 불편감이 사라지고 가벼움과 편안함을 다시 느끼다니 제게는 정말 기적과도 같은 일이었습니다.

다음날 아침에도 팔은 가볍고 몸도 편안했습니다. 잠을 잘 자서 그런가 싶기도 했지만 '이게 그동안 고여 있던 림프액들이 순환된 결과구나'라는 생각이 들면서 선생님이 주장하시는 림프순환운동법에 확신이 생겼습니다. 이후 차근차근 근거를 알아가며 단순히 당기거나 미는 운동이 아닌 바른 호흡과 뻗어내는 힘, 즉 내 몸을 힘 있게 늘려주는 능동적이고 리드미컬한 운동이 건강회복과 부종 감소에 도움이 된다는 것을 저의 몸을 통해 확인하고 있습니다.

이제 뻣뻣했던 제 몸도 조금씩 바뀌어 어려웠던 동작들도 가능해지고, 깊은 호흡도 가능해져 갈비뼈에 쥐가 나는 일은 거의 없습니다. 또 10년 이상 받아오던 물리치료와 경락마사지도 이젠 받지 않습니다. '림프순환 & 근막순환' 운동을 통해 바뀐 건 내 몸의 상태뿐만 아니라 마음의 변화입니다. 이젠 적어도 몸의 신호에 어떻게 해야 할지 몰라서 생기는 두려움 따위는 없습니다. 나의 상태를 스스로 알아차리고 해결해가는 길을 알게 되었으니까요. 그게 바로 저의 몸 공부입니다. '매일, 조금씩, 꾸준히'를 강조하시는 선생님 말씀을 실천하기가 쉽지는 않지만 무심하게 버려두었던 내 몸을 행복하게 만들기 위해서 기분 좋은 자극으로 변화된 삶을 만들어 가고 있습니다.

10년 만에 만난 주치의는 "아직도 직장에 다니냐?"며 놀랍다는군요. 림프부종이 우려되니 팔을 쓰지 말라고 권했었지만, 이젠 그건 무식한 소리란 걸 제 몸으로 증명해냈습니다. 요즘도 종종 없던 통증이 생길 때면 바로 불안해지기도 하지만, 이젠 자기연민에 빠져 허우적거리지 않습니다.

난 그 힘든 암을 이겨냈고, 괴로운 통증도 날려버린 사람이니까요. 돌아보면 한 번도 내가 대단하다, 잘 이겨냈다라고 스스로를 칭찬해준 적이 없더라구요. 예전보다 더 많이 날 사랑하고 스스로 칭찬하며 자신 있게 살고 있습니다. 물론, 예전보다 덜 아프고, 더 젊어졌고, 더 예뻐졌습니다. 그리고 저의 이 에너지는 저와 만나는 제 환자들과 아낌없이 나누고 있습니다. 제가 몸으로, 그리고 마음으로 느낀 자기회복력을 작업치료사로서 저와 함께하는 척수손상환자분들을 위해 나누고 있습니다.

몸과 마음이 소통하도록 도와 스스로 웰빙감을 느낀다는 것은 단순히 기분이 좋아진다는 것 이상입니다. 척수의 완전손상으로 감각을 잃고 움직임이 안되던 환자들에게서도 긍정적인 결과가 보이는 기적 같은 일이 일어나고 있거든요. 저처럼요.

'암수술 대비 및 회복을 위한 관리법'이라는 강좌를 몇 년째 진행하고 있다. 암환자들을 위한 림프순환운동법에 대한 근거를 공부한 이후 림프순환마사지(MLD) 분야의 권위자를 모시고 유방암환자들을 위한 워크숍을 진행해오던 중 재활에 있어서 사각지대에 놓이신 부인과암 환자분들을 위한 내용들을 첨가해가다가 확장된 워크숍이다. 암환자 및 암환자를 돌보는 모든 분들이 대상이 되는 강좌에서 이분을 처음 만났다.

유방암수술을 받은 지 10년이 넘었기에 어느 누구도 자신을 더 이상은 유방암 환자로 보지 않기에 자신도 그렇게 생활해왔다고 했다. 의사들은 무조건 쉬라고, 팔을 쓰지 말라고, 림프부종을 예방하기 위해서는 무리해서는 안 된다고만 했지 어떻게 일상을 영위하고, 직업을 유지할 수 있을지에 대한 당사

자가 당면한 문제에 도움이 될 만한 해결책은 제시해주지 못했다고 한다. 유방복원술도 원치 않았지만, '상실감'이 클 테니 수술할 때 한 번에 하자는 권유를 뿌리치지 못했고, 결국 제거하는 수술을 한 번 더 받을 수밖에 없었을 땐 의사에 대한 신뢰가 무너질 수밖에 없었다고 한다. 결국, 모든 선택에 대한 책임은 나 자신에게 있다는 큰 깨달음을 얻은 경험이었다.

이 분은 물리치료사 출신으로 작업치료사이자 보건학 박사인데 오랜 공부와 임상을 통해 얻게 된 깨달음은 암환자라고 해서 무조건 쉬는 것이 답이 아니라는 것이었다고 한다. 더욱이 오랜 시간 정성을 들여 얻게 된 직업을 포기하라니.

이분의 경우 유방암 수술을 받았고, 화학요법과 방사선치료를 받았다. 그리고 호르몬 수용체가 양성으로 판정되었기에 항에스트로겐 작용을 하는 호르몬치료까지 받았다.

앞에서 갱년기장애를 공부했다. 난소절제술, 항호르몬치료는 여성에게 있어서 급격한 폐경증상을 겪게 만든다. 수술로 인한 근막의 상처, 화학요법으로 인한 독성, 방사선치료로 인한 피부와 근막의 유착과 함께 근막의 뻣뻣함까지 유발함으로서 근막슬라이딩은 총체적 난국에 빠졌으리라. 몸과 마음의 소통의 단절을 더욱 가속화시키는 이 모든 상황에서 이분은 살아내셨다. 삶의 질을 높이고자 노력하는 과정에서 좀 더 효율적인 근거를 발견하고 기뻤으리라 생각한다. 무엇보다도 이 분의 뇌가 기뻐 날뛰었으리라. 그리고 움직임에 중독되어갔으리라, 생활습관으로 장착되었으리라 생각한다.

림프부종을 운동으로 조절할 수 있다는 것을 증명해낸 산증인이다. 더욱

이 림프순환은 근막순환, 즉 근막슬라이딩을 도울 수 있는 전체적인 움직임이 중요하다는 것을 몸소 체험하신 분이다. 그 경험을 <생로병사의 비밀> '부종' 편에 출연하여 웰빙밴드 운동과 함께 보여주셨다. 그리고 온라인 플랫폼을 이용한 강좌 [class 101]에서 '내 몸 청소를 위한 림프순환운동법'에도 모델로 출연해주셨다. 현재 이 강좌는 임산부, 갱년기 여성뿐만 아니라 암환자들에게 도움을 주고 있다. 무엇보다도 실제 사례자가 출연해서 에너지를 더해주셨기 때문이리라 생각한다.

인생의 다양한 경험을 통해 우리는 엄청난 데이터를 축적해간다. 그 과정에서 뇌회로는 발달되고 여러 통계치 중 가장 성공확률이 높은 쪽으로 효율적으로 뇌 신경세포의 시냅스는 가지치기를 해나간다. 나이 먹은 뇌에서도 이러한 가소성은 일어나고 있다. 젊은 시절의 고군분투덕분에 이러한 지혜로운 뇌를 갖게 되었다고 믿는다. 잘 숙성된 이 뇌를 이제부터는 의미있게 활용해나가고 싶다. 몸과 마음(뇌)을 잘 소통시켜가며 웰에이징을 맘껏 누리고 싶다. 다행히도 함께할 친구들이 많아지는 것 같아 행복하다.

에필로그

최근 어느 때보다 운동의 중요성이 강조되고 있습니다. 운동의 중요성을 누구보다 잘 알고 있기에 참 반가운 일이라고 여깁니다. 그러나 한편으로는 생명체의 건강을 위한 적절한 자극으로서의 운동이라기보다 보이기 위한 꾸밈 노동으로 변질되고 있는 건 아닌지, 우려가 되는 것도 사실입니다. 보이기 위해 몸을 가꾸는 게 나쁘다는 의미가 아닙니다. 자신의 몸에서 받아들인 감각이 뇌로 잘 전달되었을 때 뇌 회로가 효율적으로 작동하여 질 좋은 움직임이나 자세를 만들어낼 수 있기에 몸과 마음(뇌)의 소통에 좀 더 관심을 가져보자는 뜻이지요.

고등학교 2학년 때 심각한 근골격계 통증으로 고생했던 적이 있습니다. 당시는 몰랐지만 지금 생각해보면 뇌 회로의 차단으로 스스로 통증을 만들어냈던 것 같습니다. 통증을 치료하기 위해 일 년 가까이 이 병원, 저 병원 찾아 헤맸지만 원인을 알 수 없었습니다. 주변에서 조심스럽게 정신과 상담을 권하기도 했는데 당시 정신과 치료는 정신적으로 문제가 있는 사람들이 가는 곳이라는 낙인이 찍힌 분위기였기에 선뜻 갈 수가 없었습니다.

그러던 어느 날, 정형외과 의사선생님께서 저에게 윗몸일으키기를 해보라고 하시더군요. 한 번을 제대로 할 수가 없었습니다. 그때 그 의사선생님께서 운명의 말씀을 해주셨죠. 안 움직여서 못 움직이는 것 같다고 틈나는 대로 횟수를 늘려보라고 하셨습니다. 힘겹지 않은 정도로 조금씩 도전했습니다. 밤을 새다시피 공부하던 그때, 힘들어지면 내려와 다리를 벌려 스트레칭을 해주고 윗몸일으키기도, 푸시업도 조금씩, 꾸준히 해주었죠.

그렇게 제 삶이 바뀌어갔습니다. 윗몸일으키기 한 번을 못해내던 제가 두 번도 하고 세 번도 하고 열 번도 하게 되면서, 숨도 편하게 쉬고 통증도 줄었습니다. 무엇보다도 집중력과 실행력이 높아지는 것이 느껴졌죠. 이때의 경험은 제 인생의 방향을 설정해주었죠. 아프고 우울한 것은 우리의 뇌가 만들어내는 것이고, 질 좋은 움직임을 통해서 우리는 뇌에 영향을 미칠 수 있다는 믿음이 생겼기 때문입니다. 좀 더 지금을 행복하게 보내기 위해서는 움직임을 나에게 선물해주어야 한다는 것을 어렴풋이 깨달았죠.

인간이 지금과 같은 풍요로움을 누리게 된 이유는 뇌의 기능이 지속적으로 진화해왔기 때문입니다. 우리 뇌는 평생 성장하고 변화합니다. 특히 인간의 가장 강력한 무기인 뇌 기능을 최적화하기 위한 가장 긍정적인 자극은 소통과 공감이라고 합니다. 소통과 공감, 지지와 연대를 통한 정서적 안정감은 뇌 회로가 좀 더 안정적으로 작동할 수 있도록 돕는다는 신경과학계의 연구들도 많습니다. 수많은 소통과 공감 중에서도 가장 근본이 되어야 하는 것은 무엇일까요? 자신과의 소통이 아닐까요? 운동을 통한 질 좋은 움직임은 자신의 몸과 마음을 통하게 하는 지름길입니다.

코로나19 이후의 시대는 이전 시대와는 달라질 것이라고 합니다. 개인적 고립이 더욱 심각해질 앞으로의 시대에 외로움과 두려움에 정복당하지 않기 위해서라도 소통과 공감, 지지와 연대를 이룰 수 있는 생활습관을 자신에게 선물해줄 수 있기를 바랍니다. 나 자신의 몸과 마음의 소통으로 시작하여 비슷한 경험을 나눌 수 있는 사람들과의 지지와 연대함을 즐기시길 바랍니다.

저의 인생에 있어서 소통과 공감, 지지와 연대라는 느낌을 알게 해준 제 인생 친구, 남편에게 사랑한다는 말을 전하고 싶습니다. 삶의 난관에 부딪힐 때마다 함께 문제를 해결하기 위해 소통하고 지지하고, 연대해왔죠. 특히, 최고로 어려운 과제가 바로 육아였습니다. 최고의 두뇌게임, 육아. 소통과 공감, 지지와 연대로 함께하였기에 옥시토신이라는 사랑의 호르몬이 더욱 뿜어져 나올 수 있었으리라 생각합니다. 물론, 따뜻하게 안아주는 스킨십과 함께 말이죠.

우리의 뇌 회로를 최적화시켜주는 사랑의 호르몬 옥시토신. 우리 부부는 아이를 키우며 창의력과 실행력이 최고라고 느끼게 되었습니다. 육아의 과정은 그야말로 예측하기 어려운 몸을 써야하는 두뇌게임이기 때문입니다.

이 책이 몸과 마음을 돌보는 데 새로운 관점을 제시하고 삶의 중요한 시기에 희망과 용기가 될 수 있다면 저자로서 더 이상 바랄 것이 없겠습니다. 코로나19로 힘든 시간을 보낸 세상의 모든 엄마들에게 이 책을 바칩니다. 더불어 '엄마들의 몸 공부'를 통해 지지하고 연대해주신 엄마들께 감사드립니다.

두 손 모아 임상원 드림

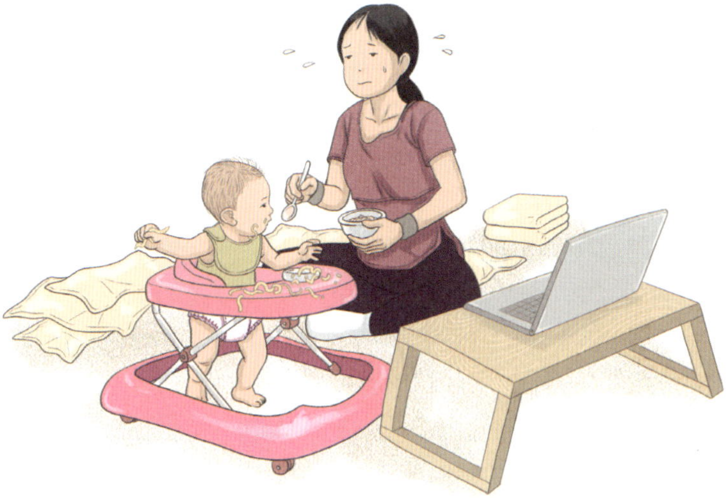

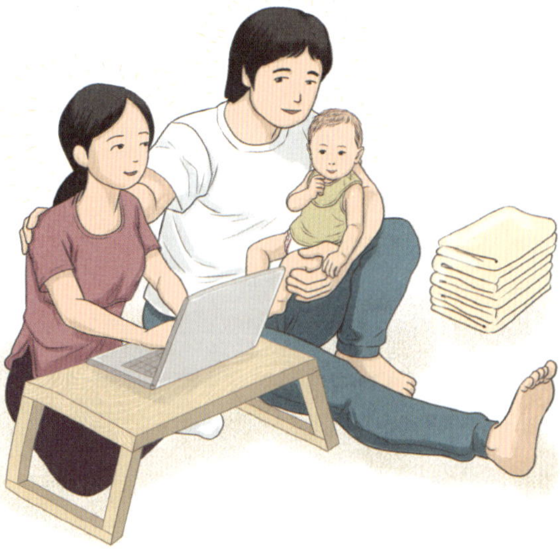

참고문헌

김성중 외 공저(2020). 림프드레나지 3판. *학지사메디컬.*

김소정 역(2020). 여자, 뇌, 호르몬. *갈매나무.*

대한림프부종학회(2017). 림프부종 2판. *군자출판사.*

대한스포츠의학연구회 역(2012). 근골격계 질환의 진단 및 재활치료. *한미의학.*

문요한 저(2019). 이제 몸을 챙깁니다. *㈜해냄출판사.*

박한선 역(2017). 여성의 진화. *에이도스.*

안명희, 안미라 공역(2019). 트라우마 치료의 실제. *박영스토리.*

안우성(2007). 여성호르몬의 진실. *실사구시.*

양병찬 역(2019). 크레이지 호르몬. *동녘사이언스.*

이경식 외 공역(2005). 힘의 원천 - 골반 기저부(Pelvic power). *군자출판사.*

이두진 역(2009). 여성 골반저 질환. *㈜가본의학.*

이시형 저(2020). 면역혁명. *㈜매경출판.*

이정환 역(2013). 면역혁명. *부광.*

이형진 역(2015). 움직이는 습관. *㈜알에이치코리아.*

임상원 외 공저(2015). 노인체육론. *대한미디어.*

임상원 외 역(2020). 호흡. *영문출판사.*

임상원(2009). 임상원의 X라인 10분 3회. *정담미디어.*

정환욱 역(2018). 두려움 없는 출산. *자연스러운 탄생.*

채윤원 외 역(2011). 뉴만 Kinesiology. *㈜범문에듀케이션.*

최명원 저(2020). 안녕, 통증. *아침사과.*

한국근막이완치료학회 역(2019). 근막 피트니스. *영문출판사.*

한국근막이완치료학회 역(2019). 근막이란 무엇이며 왜 중요한가? *영문출판사.*

승영조 역(2021). 호흡의 기술. *북트리거.*

최가영 역(2021) 나이듦에 관하여. *㈜로크미디어.*

김종만 저(2021). 신경해부생리학 6판. *메디컬포럼.*

김보음, 이유림 역(2019). 의사는 왜 여자의 말을 믿지 않는가. *한문화.*

김영선 역(2021). 건강하게 나이든다는 것. *어크로스.*

이은경 역(2020). 석세스에이징. *와이즈베리.*

고상균, 윤치영 역(2019). 교양인을 위한 캠벨 생명과학 5판. *㈜바이오사이언스출판.*

엘스비어코리아편집부 역(2016). The Netter Collection of Medical Illustrations 2판. *ELSEVIER.*

Cyriax 정형의학연구회 역(2010). 근막경선해부학. *Elsevier Korea LLC.*

APTA(2013). [Fundamental Topics in Pregnancy and Postpartum] *course manual*

APTA(2019). [Exercise training guidelines for individuals with cancer] *course manual*

Beate Carriere(2002). Fitness for the Pelvic Floor. *Thieme.*

Blandine Calais-Germain(2008). NO-RISK Abs. *Healing Arts Press.*

Carole M. Schneider. Exercise and cancer recovery.

Christopher Bergland, Longer Exhalations Are an Easy Way to Hack Your Vagus Nerve, Psychology Today, 2019.

David Lj. Felten and Ralph F. Jozefowicz(2003). Nette's Atlas of Human Neuroscience. MediMedia.

Diane Lee(2011). The Pelvic Girdle. *Elsevier LTD.*

Diane Lee(2017). Diastasis Rectus Abdominis. *Learn with Diane Lee.*

Diane Lee(2018). The Thorax. *Handspring Publishing LTD.*

Janet A Hulme MA(2008). Beyond kegels. *Phoenix Publishing Co.*

Janet A. Hulme(2008). Beyond Kegels 3rd edition. *Phoenix Publishing Co.*

Josephine Key(2018). Freedom to Move. *Handspring Publishing LTD.*

Katy Bowman(2016). DIASTASIS RECTI. *Propriometrics Press.*

Navaz Habib(2019). Activate your vagus nerve. *Ulysses Press.*

Rebecca GS & Linda JO(2000). Obsteric and gynecologic care in physical therapy. 2nd ED. *SLACK.*

RMCRI(2014). Cancer Exercise specialist workshop manual.

Robert Schleip(2015). Fascia in sport and movement. *Handspring Publishing LTD.*

Staneley Rosenberg(2017). ACCESSING the HEALING POWER of the VAGUS NERVE. *North Atlantic Books.*

Thomas W. Myers(2014). Anatomy Trains 3rd edition. *ELSEVIER.*

임상원, 임신 중의 요통 및 골반통의 특성에 관한 연구, 2006, 한국체육학회 국제학술대회 학술발표자료.

임상원, 택견품밟기운동 및 평형성 운동이 여성 노인의 균형능력 및 대퇴사두근 근력에 미치는 영향, 2008, 대한물리치료학회 추계학술대회 학술발표자료.

임상원, 택견품밟기운동 및 평형성 운동이 여성 노인의 체력 및 균형자신감에 미치는 영향, 2008, 한국사회체육학회지, 34(34): pp.1063–1073.

임상원 외, 임부의 요통관련 요인과 정신건강과의 관계, 지역사회간호학회지, 2009, 20(3): pp. 381–389.

A. D. Craig, How do you feel? Interoception: the sense of the physiological condition of the body. Nature Neuroscience. 2002. 3: pp. 655–666.

C. Fede., et al., Hormone receptor expression in human fascial tissue. European Journal of Histochemistry. 2016. 60:2710.

Carla Stecco et al, Hormone receptor expression in human fascial tissue. European Journal of Histochemistry. 2016(60): pp. 224–229.

Carla Stecco et al, Sensitivity of the fasciae to sex hormone levels: Modulation of collagen – Ⅰ, collagen – Ⅲ and fibrillin production. 2019. PLoS One. 14(9):e0223195.

Carla Stecco et al, The Fasciacytes: A new cell devoted to fascial gliding regulation. Clinical Anatomy. 2018. DOI: 10.1002/ca.23072.

Crystal T. Engineer et al., Vagus Nerve Stimulation as a Potential Adjuvant to Behavioral Therapy for Autism and Other Neurodevelopmental Disorders, Journal of Neurodevelopmental Disorders. 2017, 9(1).

Dustin M. L., et al., How do memory and attention change with pregnancy and childbirth? A controlled longitudinal examination of neuropsychological functioning in pregnant and postpartum women. Journal of Clinical and Experimental Neuropsychology. 2014. 36(5): pp. 528–539.

Erika Barba–Muller, et al., **Brain plasticity in pregnancy and postpartumm period: links to** maternal caregiving and mental health. Women's Mental Health. 2019. 22: pp. 289–299.

F. H. Willard, et al., The thoracolumbar fascia: anatomy, function and clinical considerations. 2012. 221: pp.507–536

Helene M. Langevin, et al., Reduced thoracolumbar fascia shear strain in human chronic low back pain. BMC Musculoskeletal Disorders. 2011. 12:203.

Herbert Benson et al., Body Temperature Changes during the Practice of g–Tummo Yoga. Nature. 2982(295): pp. 234–236.

Hoekzema E., et al., Pregnancy Leads to long–lasting changes in human brain structure. Nature Neuroscience. 2017. 20(2): pp. 287–296.

Inger S. P. and Malin G., Menstrual cycle influence on cognitive function and emotion processing - from a reproductive perspective. Frontiers in Neuroscience. 2014. 8: pp. 1–16.

Inger Sundstrom Pomomaa and Malin Gingnell, Menstrual cycle influence on cognitive function and emotion processing - from a reproductive perspective. Frontiers in Human Neuroscience. 2018(12).

James H. B., et al., Ultrasound evaluation of the combined effects of thoracolumbar fascia injury and movement restriction in a porcine model. PLoS ONE DOI: 10. 1371/journal.pone. 0147393. 2016.

Maria Kozhevnikova et al., Neurocognitive and Somatic Components of Temperature Increases during Tummo Meditation: Legend Reality, PLos One, 2013: e58244, 8(3).

Matthew H. T. Is there a relationship between lumbar proprioception and lowback pain? A systematic review with meta–analysis. ACRM. 98, 2017. pp. 120–136

Mayo Clinic, [Vagus Nerve Stimulation], https://www.mayoclinic.org/tests–procedures/vagus–nerve–stimulation/about/pac–20384565

Milan T. Makale, et al., The autonomic nervous system and cancer. Biocybernetics and biomedical engineering 37, 2017. pp. 443–452.

Patrizia M. et al, Symptoms of menopause - global prevalence, physiology and implications. Nature Reviews Endocrinology. 2018. 14(4): pp. 199–215.

Pilyoung Kim, et al., The maternal brain and its plasticity in humans. Hormones and Behavior. 2016. 77: pp. 113–123.

Roderik J. S. Gerritsen and Guido P. H. Band, Breath of Life: The Respiratory Vagal Stimulation Model of Contemplative Activity. Frontiers in Human Neuroscience. 2018(12).

Sarah B. Hrdy, Variable postpartum responsiveness among humans and other primates with "cooperative breeding": A comparative and evolutionary perspective. Hormones and Behavior. 2016. 77: pp. 272–283.

Schuenke M.D., Vleeming A., Van Hoof T. and Willard F. H., A description of the lumbar interfascial trangle and its relation with the lateral raphe: Anatomical constituents of load transfer through the lateral margin of the thoracolumbar fascia. J. Anat. December; 2012. 221(6): pp. 568–576.

Tomaso Simoncini et al, Symptoms of Menopause – global prevalence physiology and implications. Nature Reviews Endocrinology. 2018(14): pp. 199–215.

엄마들의 몸공부

초판 1쇄 발행일 2021년 5월 10일
초판 2쇄 발행일 2025년 6월 17일

지은이 임상원
펴낸이 유성권
편집장 이재선
기 획 유지인
마케팅 김호철, 최성규, 김진형, 정명한, 김모란, 노예련, 한태수, 임예설, 김지현
판 형 170*230mm

펴낸곳 범문에듀케이션
출판등록 2011년 1월 3일 제 2011-000001호
주소 서울시 양천구 목동서로 211 범문빌딩 (우 07995)
전화 02)2654-5131 팩스 02)2652-1500
홈페이지 www.medicalplus.co.kr

ISBN 979-11-5943-262-0